U0288395

陈蕾教授讲述道:

当我看到患者母亲手中被翻旧的书和满页的笔记,第一次意识到我们的患者及家属也亟须了解癫痫,特别是孕龄期女性癫痫患者及家属。

从那时起,我在工作中也更加重视对患者的科普教育,留心患者提问,收集并做整理,同时征求国内外众多同行意见,认为可以将问题和答案整理成科普书,希望患者及家属阅读本书后在生育后代上都**不再焦虑,不再担忧,勇敢地做母亲。**

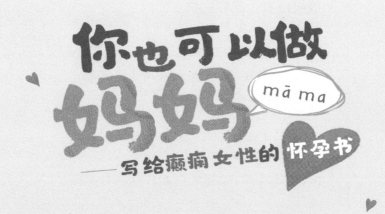

你也可以做妈妈
mā ma
——写给癫痫女性的怀孕书

主　编　陈　蕾（四川大学华西医院）

编　委（按姓氏汉语拼音排序）

冯培民（成都中医药大学附属医院）　　杨茜蒙（四川大学华西医院）

何国琳（四川大学华西第二医院）　　　张　凯（首都医科大学附属北京天坛医院）

胡　雯（四川大学华西医院）　　　　　张伶俐（四川大学华西第二医院）

李晋蓉（四川大学华西第二医院）　　　周　晖（四川大学华西第二医院）

李晓裔（贵州省人民医院）　　　　　　朱　刚（中国医科大学附属第一医院）

马用信（四川大学华西医院）　　　　　朱　曦（成都市第三人民医院）

彭安娇（四川大学华西医院）　　　　　朱慧莉（四川大学华西第二医院）

谢　萍（成都中医药大学附属医院）

人民卫生出版社

·北京·

图书在版编目（CIP）数据

你也可以做妈妈：写给癫痫女性的怀孕书 / 陈蕾主编. —北京：人民卫生出版社，2023.4

ISBN 978-7-117-34700-6

Ⅰ.①你… Ⅱ.①陈… Ⅲ.①癫痫－妊娠期－妇幼保健－基本知识 Ⅳ.①R715.3

中国国家版本馆CIP数据核字（2023）第057454号

| 人卫智网 | www.ipmph.com | 医学教育、学术、考试、健康，购书智慧智能综合服务平台 |
| 人卫官网 | www.pmph.com | 人卫官方资讯发布平台 |

你也可以做妈妈——写给癫痫女性的怀孕书

Ni Ye Keyi Zuomama—Xiegei Dianxian Nüxing de Huaiyunshu

主　　编：陈　蕾

出版发行：人民卫生出版社（中继线 010-59780011）

地　　址：北京市朝阳区潘家园南里 19 号

邮　　编：100021

E - mail：pmph @ pmph.com

购书热线：010-59787592　010-59787584　010-65264830

印　　刷：廊坊一二〇六印刷厂

经　　销：新华书店

开　　本：889 × 1194　1/32　　**印张：**6

字　　数：110 千字

版　　次：2023 年 4 月第 1 版

印　　次：2023 年 6 月第 1 次印刷

标准书号：ISBN 978-7-117-34700-6

定　　价：49.80 元

打击盗版举报电话：010-59787491　E-mail：WQ @ pmph.com

质量问题联系电话：010-59787234　E-mail：zhiliang @ pmph.com

数字融合服务电话：4001118166　E-mail：zengzhi @ pmph.com

序 一

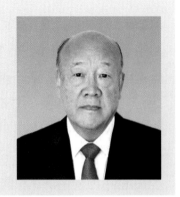

　　非常欣慰能看到这本专门指导女性癫痫患者如何安心怀孕、生产和抚育后代的科普读物出版。本书不仅对广大女性癫痫患者如何做好备孕提供了技术指导，也为癫痫家属和照护者提供了正确的照护知识。

　　在我国，癫痫患者有 1 000 万人，其中超过 40% 是育龄期女性。在现代社会对女性要求标准日益提高的环境下，女性癫痫患者承担着比男性患者更重的压力和困惑。罹患癫痫的女性结婚以后，常面临是否生育的困惑。例如，癫痫是否会遗传给下一代，是否能生育健康的宝宝，自己是否真的有能力做好一名母亲，如何跟丈夫和家属交代等，都是困扰女性患者及其家属的问题。

　　早在 2007 年，我第一次见到陈蕾医师时，她在匈牙利布达佩斯参加国际抗癫痫联盟组织的国际癫痫年会，会上她大胆地向国际专家提问，问题中都流露出她对患者的尊重，对临床工作中遇见的实际问题的深入思考。2012年，陈蕾医师主编的《女性癫痫》第1版问世，距今已逾10年。在这十年里，陈蕾始终致力于癫痫的临床诊疗和研究工作，期间建立了癫痫人群队列，并牵头组织全国60家医疗机构共同开展育龄期女性癫痫患者研究工作，让更多女性癫痫患者找到了正规的医治途径，安心怀孕、放心生产和哺乳。我想，也正是这10年的历练积累，当今已成为博士研究生导师的陈蕾教授（现任四川大学华西医院副院长）才能完善育龄期女性癫痫患者的诊治体系，又主编了《你也可以做妈妈——写给癫痫女性的怀孕书》。我时常被陈蕾教授为癫痫事业倾注的大量心血和个人牺牲所感动。

　　本书立足于女性癫痫患者的角度，通过患者真实的提问，回答了困扰患者的癫痫发作表现、癫痫治疗方法、癫痫患者如何备孕、孕期如何应对及生产、产后怎样恢复和育儿，以及在不同生命周期的营养问题等，以科学、详细和浅显易懂的文字进行了阐述。这对女性患者正确就医、规范治疗、科学备孕和安心育儿大有裨益；患者的家属，也可以通过阅读本书，了解育龄期女性癫痫患者的相关知识，掌握照顾患者的要领，做到与医生协同合作，共同对抗癫痫。愿本书能让女性癫痫患者从中受到鼓励，勇敢做母亲。

李长锋

中国抗癫痫协会创会会长

序 二

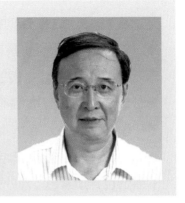

　　陈蕾教授此次组织全国癫痫领域及交叉学科的青年专家共同为广大女性癫痫患者打造了这本孕育科普读物，旨在提高育龄期女性癫痫患者这个特殊群体战胜疾病的信心，帮助她们实现做母亲的愿望，改善其整体的生活质量。尤其在中国"三孩"政策出台以后，女性癫痫患者的生育问题受到更多癫痫家庭的关注。此时，一本能够被患者及家属读懂的有关女性癫痫患者如何怀孕、生产及养育后代的指导书是非常有必要和及时的。

　　本书中，除了癫痫领域的专家对癫痫治疗有更新、更全面的介绍外，还加入了中医对癫痫的治疗和调养方法；同时有遗传学专家专门针对癫痫是否会遗传作出了科学客观的解答；药学专家详细介绍了目前已上市的抗癫痫发作药物对胎儿及母乳的影响；生殖内分泌专家也为不能顺利怀孕的患者答疑解惑；产科专家对孕期的注意事项也有详细的介绍；甚至邀请了营养学专家为孕期癫痫患者打造健康食谱；心理学专家介绍育龄期女性癫痫患者在不同生命周期的心理变化。可以说本书凝结了中、西医及多学科交叉融合的特色，覆盖育龄期女性癫痫患者的各个方面，是一本真正的女性癫痫患者怀孕指导全书。

近年来，国内的癫痫学科有了较好的发展，与其他学科的融合也更加紧密，部分三甲医院还开设了癫痫多学科会诊。陈蕾教授在四川大学华西医院开设了全国首个育龄期女性癫痫患者多学科会诊平台，专为育龄期的女性癫痫患者解决生育难题。随着癫痫诊疗技术的不断进步，也解决了部分患者的生殖难题。不过对于"女性癫痫"还有许多疑问尚未解开。在这条探索的道路上其实不应该只有临床医师和研究者，还应有我们的患者及家属。只有不断提高患者及家属对疾病的认识和理解，才能更好地推动癫痫学科的发展。

期待《你也可以做妈妈——写给癫痫女性的怀孕书》能让患者及家属都有所获，找到治疗的信心，打消怀孕的顾虑，拥有幸福的家庭。

中国抗癫痫协会会长

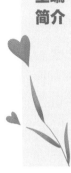

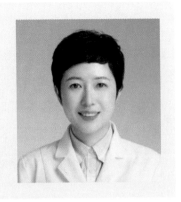

陈蕾，女，医学博士，神经内科教授，博士研究生导师，现任四川大学华西医院副院长、高原健康联合研究所所长。长期从事神经系统常见病和疑难病诊治，尤其擅长癫痫及发作性疾病、围产期神经疾病的诊治。在亚洲率先围绕"育龄期女性癫痫临床难题"开展医学和交叉学科研究，取得系列科技成果，建立了贯穿生育全程的女性癫痫患者诊疗关键技术，并推广应用，显著提升了女性癫痫患者的生育能力和后代健康水平，也培养了大批癫痫专业人才。先后主持30余项基金课题，以第一/通讯作者发表学术论文百余篇，包括在国际学术期刊发表论文60余篇，授权国家发明专利7项和软著5项；部分研究成果被国际、国内癫痫指南引用；已主编和主译学术专著和教材7部，包括主编全球首部《女性癫痫》和《围产期神经疾病》专著，副主编《临床诊疗指南——癫痫病分册》，参编《神经病学》《神经定位诊断学》等国家级教材；曾获"中国青年科技奖""中华医学青年奖科技创新奖""四川省杰出青年科技创新奖"、美国神经科学会"AAN International Scholarship Award"国际学术奖、美国医学研究联盟"AFMR Henry Christian Award"国际学术奖等科技奖励，获"全国三八红旗手""四川省杰出青年科技人才""四川最美科技工作者"等殊荣。

前　言

　　癫痫作为最常见的慢性神经系统疾病之一，已被世界卫生组织列为重点防治的神经精神疾病。据调查，全球有近 7 000 万癫痫患者，大约 1/7 集中在中国，其中有超过 40% 为育龄期女性患者。一旦确诊为癫痫，患者通常需要接受数年的规律药物治疗。尽管近年来大量新型抗癫痫发作药物不断上市，但仍有 1/3 的患者接受多种抗癫痫发作药物治疗无效，被称为药物难治性癫痫，严重影响到患者的身心健康。特别是对于耐药的女性癫痫患者而言，她们还背负着婚姻和生育的压力，更是对患者及其家庭造成严重打击。

　　自国际抗癫痫联盟和世界卫生组织等机构发起"全球抗癫痫运动"（Global Campaign Against Epilepsy）以来，全世界越来越多的专家关注癫痫的临床诊疗及研究工作，也开始重视女性癫痫患者面临的一些不同于男性患者的临床问题。今天我们可以看到，在大型综合性医院或者神经专科医院里面开始增设癫痫专科门诊、癫痫中心或者癫痫术前评估中心，包括近年来我和团队在我院正式开启了线上和线下女性癫痫多学科门诊，目的就是为癫痫患者提供更精准的诊疗方案。同时，我们也可以看到近年来在医学学术界，也有更多的研究成果告诉女性癫痫患者月经周期的性激素水平变化或者妊娠期更为复杂的生理变化对癫痫发作的影响，抗癫痫发作药物对女性患者性激素分泌代谢的影响。我们本以为在今天这个网络信息技术发达的新媒体时代，癫痫患者及家属可以有很多机会接触到来自各级医院医生护士对女性癫痫患者常见问题的解析或者公益性讲座，但是经过我们前期对各类网络医疗信息的梳理后发现针对女性癫痫患者的讲座、文献信息速递、互联网门诊等知识信息来源非常有限，并且缺乏系统性和专业性。仍然有很大一部分女性癫痫患者和她们的家庭一直错误地认为女性癫痫患者生育的后代一定会发生癫痫或者发育异常，因此不敢结婚生育；也有很多女性患者结婚多年未孕，原来是由于抗癫痫发作药物使用不当导致的多囊卵巢综合征所致，只需要我们医生告知如何调整用药后，她们就能自然怀孕了；当然还有很多相对复杂的临床问题，随着当前医疗技术和水平的提升，都找到了相应的致病原因和解决方案。

作为一名长期专注于癫痫事业的专科医生，我和同行们都很清楚，除了癫痫专业的医生外，一定是需要内分泌科、妇产科、药学等相关专业的医生通力协作，才能针对性地解决女性癫痫患者在育龄期面临的困扰。而这项工作非做不可，因为涉及的不仅仅是女性癫痫患者一个群体，还影响到她们下一代的健康和整个家庭的幸福，甚至祖国的未来。

本书是一本面向广大育龄期女性癫痫患者的健康科普类图书，出版的目的在于解答困扰女性癫痫患者及其家庭在生殖、生育、生产及喂养这一特殊阶段的系列疑问，以期让育龄期女性癫痫患者及其家属全面地了解疾病遗传知识、备孕知识、孕期正确用药原则等，消除女性癫痫患者孕期疑虑，树立积极的生活态度，成为幸福的母亲。本书是以笔者长期在一线工作中收集到的患者真实提问为指引，深入浅出地解答育龄期女性癫痫患者及家属对备孕期及孕产期不同阶段的困惑。

本书内容主要涵盖育龄期女性癫痫患者的生殖内分泌问题、围产期保健、孕期用药、生产方式选择、后代哺乳喂养等方面的健康知识，同时记录了几位育龄期女性患者愿意与所有读者分享的真实且宝贵的心路历程。

最后，我要诚挚地感谢本书编委们出色的工作，感谢同行专家的指导建议，感谢人民卫生出版社为该书出版所作的具体指导，感谢中国抗癫痫协会创会会长李世绰先生、中国抗癫痫协会会长洪震教授为本书作序，并提出宝贵意见；特别感谢各位病友对本书撰写的支持和倾情分享。我想唯有用坚持不懈的努力和孜孜不倦的求索才能回报大家的信任和厚爱！

陈蕾

四川大学华西医院

2023 年 1 月 成都

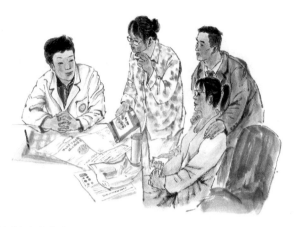

育龄期女性癫痫患者门诊就诊

本图源于 2017 年陈蕾教授开设的孕期女性癫痫患者门诊，由在场学生拍下了这宝贵的一幕，画面还原的是就诊时的场景——患者已孕 6 个月，由丈夫和母亲陪同来门诊。其母亲还特地带着《女性癫痫》一书，据说全家一起学习该书已经四五遍了，但书籍专业性较强，有很多地方不能理解，此次专门前来咨询。

陈蕾教授讲述道：

当我看到这本医学专著被患者及家属反复翻阅并做满笔记，深刻地意识到育龄期女性癫痫的知识亟须让患者及家属了解。从那时起，我在工作中也更加重视对患者及家属的科普教育，留心患者提问，收集并做整理，同时征求国内外众多同行意见，认为可以将问题和答案整理成科普书，希望患者及家属阅读本书后在生育后代的问题上都**不再焦虑，不再担忧，让我们的女性癫痫患者能勇敢地做母亲。**

目 录

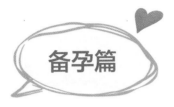

备孕篇

怀孕篇

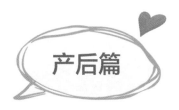

产后篇

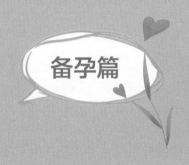

备孕篇

癫痫发作有哪些表现

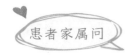

患者家属问

我妻子有一次突然倒地，四肢抽搐，持续 10 秒钟，然后怎么叫她也没有反应，又持续了 10 多分钟后才醒过来，也没有说不舒服，我需要带她去看医生吗？这是癫痫吗？

癫痫发作是指大脑神经元过度、同步化放电活动所造成的一过性神经功能异常，一次癫痫发作不一定诊断为癫痫。医生在判断癫痫时会考虑以下两个条件。

第一，要有至少 2 次间隔大于 24 小时的非诱发性发作，若是在 24 小时内连续发作 2 次及以上则不算在内。

第二，虽然只有 1 次非诱发性发作，但是评估在未来 10 年再次发作的风险，与第一种条件中的 2 次非诱发性发作后的再发风险相当。比如，一个有病毒性脑炎、脑卒中或脑外伤病史的患者，发生一次非诱发性癫痫发作后，在未来 10 年再发作的风险就与那些发生了 2 次非诱发性发作的患者相当。对于有这些病史的患者来说，一次非诱发性发作后便应诊断为癫痫。

上述是专业的判断，我们在生活中需要了解的主要是癫痫发作时的特征表现，以便更好地帮助患者。癫痫发作的特征很突出，通常是突发突止、短暂一过性、自限性，很少超过3分钟。若有超过5分钟的发作要考虑是癫痫持续状态，需要及时拨打120或者急诊就医。

癫痫发作有哪些症状表现

癫痫发作的症状表现是多种多样的，包括感觉、运动、自主神经、意识、情感、记忆、认知及行为等障碍，如肢体抽动，面部、肢体麻木，面部、肢体出汗、发红，心慌、心率快，尿失禁，发笑、哭泣、短暂记忆丧失等。如果是在发作期进行脑电图检测则很有可能捕捉到异常过度放电的图像。

这位女士出现了意识丧失、肢体抽搐的表现，确实是癫痫发作的常见特征，但是还须和其他疾病进行鉴别，需要专科医生诊断，同时患者及家属也需要关注一些上述所提到的症状表现，并提供给医生参考，帮助医生做出更精确的判断。

我有两次都是下夜班后突然晕倒，醒来后也没有觉得不舒服，至今出现过2次，这种情况会是癫痫吗？

对这位患者我们需要判断是癫痫发作还是晕厥。

癫痫发作是由大脑皮质异常放电引起的；晕厥则常见于支配血管的迷走神经功能障碍，从而导致的血管性晕厥或心源性晕厥。具体鉴别要点见下表，仅供患者及家属参考，最终需去医院由专科医生判别。二者详细的对比请参见表1。

表1　晕厥与癫痫发作的初步鉴别

鉴别要点	晕厥	癫痫发作
诱因	紧张、疼痛、恐怖、环境	多数无诱因，或反射性诱因
与体位的关系	突然起立、久站	无关
发作时间	白天多	白天、夜间均发，睡眠中多
先兆症状	时间长，出汗、心悸、黑矇等	时间短或无，口咽自动症、感觉异常等
面色	苍白	正常或青紫
肢体抽搐	少见，跌倒前出现	常见，跌倒后出现
伴尿失禁或舌咬伤	无或少见	常见
发作后头痛、意识模糊、自动症	无或少见	常见
发作间期脑电图	多正常	多异常
神经系统定位体征	无	可有
心血管系统异常	常有	无

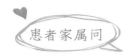

我妻子诊断癫痫多年，通常是在夜间睡眠中发病，但最近的一次除了突发肢体抽搐外，还突然从床上坐起来，大喊大叫，这种情况严重吗？

这位患者符合额叶癫痫特征，即常在睡眠中发作，有的患者会坐起伴喊叫、表情恐惧、转头、肢体出现大幅度的过度运动等，持续时间短，通常持续数十秒，不超过2分钟，每次发作的表现都相同或相似。

额叶癫痫发作时，脑电图检测可在额颞区或额区见癫痫样放电，也有部分患者通过头皮脑电看不到癫痫样放电，这是因为发作时患者有大幅度运动，此时肌肉也会有相应电流释放，这时候释放的肌电通常会掩盖病性放电。

针对这种夜间伴有大幅度运动的发作，需要家属为患者做好床围防护，如加上柔软的床挡；同时最好能在卧室内安装摄像头，记录发作的情况。摄像头的安装位置宜在床头正对面的上方，这样能拍摄得更全面。有完整的视频记录提供给医生是保证医疗诊断精确的基本手段之一。

我的头脑里经常都会有很熟悉的画面出现，医生让我先去做头部磁共振和脑电图检查，难道这也是癫痫发作吗？

我们把这种表现称为似曾相识感，即脑海中出现熟悉的画面，可以是曾经经历过的场景，也可能从来没有经历过，但感到非常真实地经历和体验过，持续数秒或数十秒。似曾相识感通常是由大脑颞区异常放电所致，发作可单独出现，也可伴有其他颞叶癫痫症状，有的甚至可能继发全身强直－阵挛发作。

这位患者的情况要考虑可能是癫痫发作的先兆或是1次癫痫发作，也是颞叶癫痫的常见表现之一。

每次晚睡时，我都会感觉自己心里和脑袋里不舒服，跟平时我在抽搐发作前的感觉很像，这种算发作吗？

这种现象很可能是癫痫发作前的表现，称为癫痫发作的前驱症状或发作先兆，也是癫痫发作的警示灯，提示即将会有发作。癫痫的先兆有很多种不同的表现，大脑不同区域起源的癫痫发作，先兆表现不同，如胃气上涌、大脑像过电一样、心里感觉不舒服等。

出现这种情况，患者可以找到安全的平地提前躺下，减少癫痫发作造成的伤害。所以有先兆的患者，发生严重外伤的可能性会相对小一些。晚睡造成的睡眠不足容易诱发先兆症状和癫痫发作，因此癫痫患者要保持充足的睡眠。

患者问

一次在办公室午休时，我突然站起走来走去，还傻笑，事后看同事拍的视频，一点印象也没有。在这次之前从没有过这种情况，这也是癫痫发作？

癫痫发作也容易出现在午睡中。无意识的行走是癫痫发作自动症的一种表现形式；无故发笑也可能是癫痫发作的一种表现，发作时患者会出现没有诱因、与周围场景不相符合的强迫性不自主发笑。

发笑可以是大笑，也可以是微笑，发作时往往会伴随其他癫痫发作的症状，在发笑时检测脑电图可以见到痫样放电。发笑发作多见于下丘脑错构瘤患者，也可见于其他原因所致的颞叶皮质起源或额叶皮质起源的癫痫发作。不同起源的发笑发作也有区别。起源于颞叶的发笑发作可伴愉悦体验，起源于额叶的发笑发作常为不伴情感表达的生硬发笑。

发笑发作的癫痫往往以药物难治性癫痫居多。出现该发作类型，需要及时前往医院就诊，必要时医生会调整抗癫痫用药。

癫痫发作时该怎么办

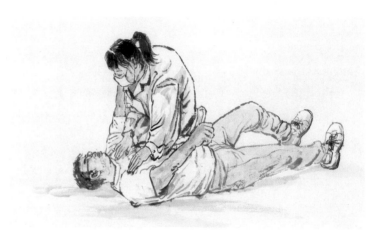

癫痫发作的急救要领

癫痫发作莫惊慌	先将患者平地放
清理环境保安全	去除锐器免误伤
嘴里不能放东西	松开衣领呼吸畅
抽搐超过五分钟	赶紧拨打 120
发作视频很关键	医生初诊需查看
等待意识恢复后	告知患者真实情
按时服药保平安	懂得急救是保障

在家发生癫痫，家属该如何应对？

当癫痫发作时患者大多没有意识，严重的会四肢抽搐、倒地摔伤或无意识地碰伤、烫伤等。作为家人不要慌张，我们一起来看下怎么做才能帮助到患者。

● 当患者失去意识后可将患者平放到地板上，头下放置柔软平坦的东西，如毛巾，并将头轻轻转到一侧，便于呼吸。

● 清除周围任何坚硬或锋利的东西，有戴眼镜时也需取下，防止继发受伤。

● 松开领带或脖子上可能导致呼吸困难的任何东西。

● 进行这些的同时需要记录发作的时间，若持续抽搐的时间超过 5 分钟，及时拨打 120。

● 有条件的情况下，还应当将患者发作的过程拍摄下来，便于医生查看。

知识加油站

癫痫发作时哪些做法要不得
一定不能在患者癫痫发作时采取以下措施：
● 切记不要按住患者或试图阻止他的抽搐或者其他行为，强行地按压易造成患者受伤。

_转下页

_接上页

● 不要把任何东西放入患者的嘴里，这样会伤害患者的牙齿或下巴。
● 不要尝试进行口对口呼吸（如心肺复苏）。
● 在他完全清醒之前，不要喂水或食物，这样容易造成呛咳。

患者问

癫痫发作后，需要住院治疗吗？

癫痫发作具有突发突止、刻板、重复、自限等特点。刻板、重复是指反复发作、每次发作的表现都相同或相似；自限是指短时间癫痫发作后，会自动停止。一次发作通常持续数秒至 3 分钟，很少超过 5 分钟。因此，一次癫痫发作后通常不需要住院治疗。

但如果一次发作因癫痫发作自动终止的机制失效，或导致癫痫发作时间异常延长的机制启动就会进入癫痫持续状态。

什么是癫痫持续状态
有运动症状的癫痫发作称为惊厥性癫痫发作，一次惊厥性癫痫发作超过 5 分钟即进入惊厥性

_转下页

_ 接上页

癫痫持续状态。没有显著运动症状的癫痫发作称为非惊厥性癫痫发作，一次非惊厥性癫痫发作超过 10 分钟即进入非惊厥性癫痫持续状态。

各种癫痫发作均可发生持续状态，但临床以全面性强直－阵挛性持续状态最常见。持续状态若不及时治疗，可导致高热、酸碱失衡、电解质紊乱和不可逆的脑损伤，甚至发生呼吸、循环衰竭，致残率和病死率很高，因此是神经系统疾病中常见的急症，必须住院治疗。

患者问

癫痫发作哪种情况需要送往医院急救？

多数情况下，一次癫痫发作不需要立即送医院急救，但出现下述情况时需要送往医院。

● 惊厥性癫痫发作时间超过 5 分钟，非惊厥性癫痫发作时间超过 10 分钟，要立即送往医院按癫痫持续状态处理。

● 发作时出现呼吸心跳停止，不能自行恢复。

● 短时间内反复发作，且相邻两次发作间期意识未恢复正常。

● 尽管发作后意识恢复，但出现持续或密集发作。

● 患者发作时受到意外伤害，如关节脱臼、骨折、身体的外伤、烧伤、烫伤或溺水等。

● 发作后出现长时间的精神异常。

癫痫发作时拍摄视频有什么用，怎样正确地记录发作过程？

因为癫痫的放电是由大脑皮质发出，继而会向其他部位传导，放电传导到不同的部位就会形成不同的发作表现，这个在学术上被称为症状学。医生需要依靠症状学对癫痫发作进行诊断。但我们的患者在发作时往往是意识模糊或者昏迷，并且多数在发作后不能回忆，家属面对患者发作也会慌乱无措，造成了就诊时面对医生的询问往往缺乏关键细节描述，严重影响医生的诊断。这时通过记录完整的发作视频能有效地帮助医生判断痫灶起源位置。

录制癫痫的发作视频需要家属掌握以下要领。

● 拍摄视频的前提是确保患者安全。

● 最好是正面拍摄，画面需要包括患者全身，尤其是面部、四肢的信息，避免光线昏暗，尤其要避免镜头晃动。

● 对于夜间发作的患者，可以考虑在家中卧室床的正前方安置摄像头。

● 拍摄记录的关键是要记录到最早期的发作表现，因为在发作症状中越早期的症状才越有定位价值，等到全身开始抽搐时表明发作已经全脑泛化，医生无法根据全身的发作表现精准定位发作的起源。

癫痫能治愈吗

听说癫痫不能治愈，那就不治疗可以吗？

一般来说，70%～80%的患者在专科医生的管理下，经过规范的抗癫痫发作药物治疗2～5年，达到癫痫发作完全被控制后，复查视频脑电图正常，就可以逐渐减停药物，之后绝大多数的患者不再发作。停药后长达10年未发作的患者，被称为解除癫痫诊断，就是我们常说的治愈了。但是，也有很少数患者停药后不同时间内复发，这类患者还需继续治疗。

另外，还有 30% 左右的患者接受多种抗癫痫发作药物的规范治疗后，癫痫发作仍然不能被控制，则被诊断为药物难治性癫痫。这部分患者除了服用抗癫痫发作药物外，还需同时采用手术、生酮饮食等其他治疗方法才能控制癫痫发作。

什么是药物难治性癫痫
国际抗癫痫联盟 2010 年对药物难治性癫痫的定义提出，根据癫痫发作类型，合理选择并正确使用至少 2 种耐受性良好的抗癫痫发作药物单药或联合应用后，患者无发作的持续时间未达到治疗前最长发作间隔的 3 倍或者 1 年（取决于两者哪个更长）。

癫痫的治疗周期较长，给患者和家庭都造成了精神负担和经济负担，但是家庭要给予患者充分的支持，做好服务保障，多一点理解，多一份关爱，多一些陪伴，不能让患者失去治疗的信心。另外，一定要去正规医院的癫痫专科门诊就诊，遵医嘱，坚持服用药物，不要漏服错服。如果患者未能在早期接受规范的抗癫痫治疗，发展为药物难治性癫痫的风险更高，甚至可能因为出现持续或者频繁发作而致残致死。

癫痫的治疗方法有哪些

得了癫痫要怎么治疗呢?

癫痫的治疗经历百年发展,现在全球已经形成了统一认识,有了写入国际、国内诊疗指南中的规范治疗方案。癫痫的治疗主要依赖药物治疗,若长期规范用药后,发作仍不能被控制,需要到有癫痫中心的医院接受多学科团队专家诊治,一旦确诊为药物难治性癫痫,则需要考虑其他治疗手段,包括癫痫外科治疗、生酮饮食及其他辅助治疗。

外科治疗: 癫痫中心若能够通过头颅影像、脑电图等系列检查结果的综合判读,精确定位癫痫发生源,则可以考虑脑手术治疗。

生酮饮食: 是一种以高脂肪、低碳水化合物、适量蛋白质为特点的饮食方式。这种饮食模式与传统饮食相比,通过限制碳水化合物并增加脂肪的摄入,从而改变了传统的饮食结构,使机体从葡萄糖供能变为消耗脂肪来获取能量,在脂肪代谢过程中便会产生酮体,而酮体又有助于控制癫痫发作。尽管是食疗但却需要在专业医生和营养师的指导下进行。这种疗法尤其适合药物难治、不能手术、智力倒退的婴儿、儿童和青少年。

哪些人不适合生酮饮食

长期生酮饮食会产生某些不良反应，比如拒食、恶心、便秘、低血糖、困倦、高脂血症、酸中毒和肾结石等。因此，生酮饮食必须在专业医师或营养师的指导下进行。并且由于生酮饮食是通过改变传统的饮食结构，将酮体作为机体的主要能量来源，因此在进行生酮饮食前要对患者的脂肪代谢功能以及肝肾功能等进行严格评估，排除有肾脏或者肝脏疾病的人，孕期、哺乳期的妇女，体重过低、有进食障碍的人，都是不应该尝试生酮饮食的。

其他辅助治疗：包括经颅磁刺激（TMS）、针灸疗法、穴位埋线疗法、音乐疗法等。TMS 是通过磁信号透过颅骨而刺激大脑神经以达到兴奋或抑制局部大脑皮质功能的目的，在癫痫治疗中因其无痛、无创、有效的作用得到应用；针灸和埋线都源于中医学；音乐疗法是近年来出现的新的辅助治疗措施，虽然目前还没有大规模的临床试验结果提示音乐疗法对于癫痫有明确疗效，但是仍然鼓励患友们通过聆听舒缓音乐来调整情绪。

为什么有的癫痫患者可以通过外科手术来治疗，我就不行？

癫痫能否手术治疗，取决于以下几点。

首先，需要确定是否属于药物难治性癫痫，对于药物控制发作效果良好的癫痫，不会考虑手术治疗。

其次，要判断是否是结构病变引起的癫痫，如海马硬化、发育性肿瘤、软化灶等，这些是神经外科手术的适应证。对于某些病因，如免疫导致的癫痫，激素等药物治疗可能是首选；而多数基因相关性病因则没有手术机会，仅少数基因相关癫痫，由于会导致局灶性结构性病变，才可能有手术指征。

再次，还需要结合病史、发作症状以及脑电图、头颅磁共振成像（MRI）等重要的辅助检查，综合确定致病区是否适合手术，要保证脑功能不会因手术受损。

随着癫痫外科的发展，出现了一些姑息性手术，如对于致痫灶定位有一定困难，但发作频率较高的难治性癫痫患者，也可以考虑通过神经调控治疗来减轻癫痫发作。目前，神经调控治疗包括迷走神经刺激术（VNS）和脑深部电刺激（DBS）。

哪种癫痫患者适合迷走神经刺激术（VNS）治疗？

VNS 是将电极缠绕一侧颈部迷走神经（通常选择左侧迷走神经），利用电刺激治疗癫痫的一种神经调控手术。虽然迷走神经刺激治疗癫痫的机制尚未完全阐明，但一般认为，与迷走神经的传入纤维经脑干的孤束核中继进而影响广泛大脑皮质的兴奋性有关。

关于迷走神经刺激治疗癫痫的疗效，多数数据统计显示，迷走神经刺激术能够使 > 50% 的患者发作减少 50% 以上，大约 10% 的患者能够基本控制发作，如果通过良好的程控，还能实现更好的疗效，对于部分癫痫患者，还可以起到改善情绪、控制抑郁等额外的治疗作用。

适合 VNS 的患者需要满足以下几点：

首先是药物难治性癫痫患者；其次是未发现可治疗的病因，或针对病因治疗失败的患者。某些癫痫患者，如绝大多数基因相关病因导致的癫痫，目前基本没有针对病因的治疗手段；某些癫痫患者虽然有结构性异常，但术前评估认为患者为多灶性，无法进行切除性手术，或某些患者经过切除性手术治疗后无法有效控制癫痫，这部分患者都可以尝试用 VNS 解决疾病痛苦；还有部分是病因不明的患者，也可考虑迷走神经刺激治疗。

需要注意的是，对于多数年龄相关的癫痫综合征，随着年龄增长癫痫有自愈的可能，这种情况尽量避免迷走神经刺激术。迷走神经刺激术的最小年龄目前没有明确规定，对于极低龄的患者，在病因分析、药物疗效、术前评估等未充分进行的情况下，也建议避免实施迷走神经刺激术。

VNS 的优势有哪些

VNS 的优势在于安全性很高。首先，它不同于口服药物治疗，需要通过体内代谢，避免了潜在的药物不良反应；其次，它不同于传统的开颅治疗手术，属于电刺激微创手术，常见的不良反应主要集中在声音嘶哑、咽喉部不适等，一般可通过程控缓解。不过，目前 VNS 费用也较高，需要结合自身经济情况在医生的建议下理性选择。

癫痫能用中医治疗吗？

癫痫属于中医学"癫病""痫病"等范畴。其病因有先天和后天两大因素。

先天因素：一是，未出生时即患病，如《黄帝内经素问·奇病论》曰："病名为胎病。此得之在母腹中时，其母有所大惊，气上而不下，精气并居，故令子发为癫疾也"；二是，父母自身先天不足，或父母患痫病，而致小儿体弱。

后天因素：情志失调；由于饮食不节，脾胃失常，痰湿等病理产物堆积；跌扑闪挫致脑脉瘀阻或脑窍损伤而为病。在中医看来，癫痫的病性为本虚标实，本虚指脏腑正气亏虚，标实指风、火、痰、瘀等致病因素，其发病机制可以归纳为心、肝、脾、肾功能失常，从而引起体内痰浊壅盛，风痰内动，上扰清窍而发病。病位在脑，与心、肝、脾、肾关系密切。

中医药治疗癫痫的疗效一直是被肯定的，包括针灸、推拿、食疗、声音疗法、穴位贴敷等。其中推拿有解痉止搐、豁痰息风以及补虚保健的功效，操作也易被患者及家属掌握。基本手法有掐法、捣法、拿法以及揉法，解痉止搐常掐水沟穴、拿曲池、肩井、委中等穴位；豁痰息风按天突穴或推天柱穴；补虚可按揉百会、足三里、中脘等穴。

另外，一些中药方剂在古书中便有记载，如出自《黄帝内经素问·宣明论方》的防风通圣散、犀角丸，以及《伤寒标本》中记载的同知通圣散、崔宣武通圣散、刘庭瑞通圣散等。在这些古方中朱砂、防风、川芎三味药最常用。朱砂归心经，可降心火，宁心神。朱砂可提高中枢神经兴奋阈值，产生镇惊安神、止痉的功效。防风具有减少癫痫发作频率、镇静的作用，而且还可以解除平滑肌痉挛。川芎性辛温，归肝、胆、心包经，能够医治脑卒中伴发的头痛，还可减轻手、足肌肉痉挛等症状。

虽有古方记载，但中医的根本在于辨证论治，重在根据癫痫的不同病因、所处的不同阶段使用不同的方法。

不同病因：癫痫属痰热内闭者，常用《温病条辨》中记载的安宫牛黄丸；癫痫因风、痰所致者，治疗经典方剂如《普济方》中记载的钩藤饮及《丹溪心法·卷四》中记载的三痫丸；癫痫因瘀而致者，需要用到《金匮要略》中抵挡汤及大黄䗪虫丸；惊痫则常选用《医宗金鉴》中记载的镇惊丸。

不同阶段：癫痫发作时宜开窍醒神定痫以治标，未发作时宜补虚以治本，如补气血、补肝肾、健脾等。目前，中药的治疗作用机制在现代化的实验室中被逐渐明确，单味中药含有的化合物，例如钩藤碱、天麻素、丹参酮、甘草酸、红景天苷、葛根素等，通过调节离子通路、抗氧化、预防大脑神经元损伤、减少炎症因子释放来防治癫痫。

癫痫作为一种常见的慢性疾病，除药物和物理治疗的方法，更需要日常生活的调养保健。《诸病源候论》中记载了常用的养生法及导引法，如日常生活应作息规律，顾护正气，饮食有节，心情平和。同时，可通过坐、卧、蹲、跪等姿势来完成身体的放松，也可通过六字气诀在步行时无声说字出气，可达到预防疾病、强身健体的目的，八段锦、五禽戏、易筋经、太极拳、洗髓经等也可疏通经络气血而调整脏腑功能。

患者问

穴位埋线能够治疗癫痫吗？

穴位埋线疗法是自20世纪60年代从埋藏疗法中演变产生的，穴位埋线是根据患者病情需要选择将适当型号的可吸收线埋入穴位中，通过该线对穴位的不断作用，达到治病和保健强身的目的。由于穴位埋线有操作简易、微创，可长时间发挥作用，不良反应较少、临床效果突出等优势，故在临床上应用范围不断扩大，而且穴位埋线疗法的不良反应通过一些方法改进大多可以避免发生。

穴位埋线的作用机制
穴位埋线属于一种综合性治疗手段，作用机制复杂，涉及中医的脏腑气血经络理论以及西医

_ 转下页

_ 接上页

的神经、内分泌和免疫等系统。中医角度解释其原理为调节脏腑阴阳以及气血的平衡，兼以疏通经络；西医的作用机制则是穴位埋线可通过调节各种神经递质、免疫细胞和细胞因子的合成和释放，调节酶活性和细胞表面受体来治疗疾病。

大量临床研究表明，与西药相比，穴位埋线联合西药在减少癫痫发作频次、提高西药的疗效等方面都有肯定的优势，且不良反应少、安全性高、经济、操作简便。因此，穴位埋线治疗方法对癫痫是适宜且有效的。

穴位埋线也经常被"江湖医生"和非正规诊所开展，因操作者缺乏执业资格、操作过程中消毒不严格、穴位定位不准确，造成皮肤溃烂、治疗无效、局部疼痛等不良反应。因此，提醒患者需要到正规的中医或中西医结合中心接受针对性穴位埋线治疗。

患者问

癫痫能用针灸治疗吗？

针灸疗法在治疗癫痫等脑部疾患方面具有独特的优势和特色，大量研究都已充分证明针灸治疗癫痫效果突出。

针灸可以调节人体免疫功能。相关研究表明，针灸对患者大脑神经元电活动、神经递质释放、相关因子的表达都具有正向影响，对大脑神经细胞也有一定的保护作用，在患者接受针灸治疗后，可抑制其自身的胆碱能神经，减少兴奋递质的排出，针灸还可降低脑神经元异常放电的强度，达到减少癫痫发作的目的。在此基础上，针灸治疗方法可以有效地防止神经细胞凋亡，继而达到防止脑神经细胞损伤的目的。

《针灸甲乙经》

《针灸甲乙经》是我国现存最早的针灸学专著，其中便有对癫痫的具体记载，癫证描述为"阴阳相薄，阳尽阴盛，故欲独闭户牖而处"，病证描述为"病初发，岁一发，不治一月发，不治月四、五发"。在病因与机制上，《针灸甲乙经》则与中医内科学大致相同。治疗上以平衡脏腑阴阳为原则，选取可调节脏腑经络功能的穴位。同时选择穴位上、下、前、后。针对历代所经历的特殊主要治疗效果和有效穴位，开展穴位处方，调理阴阳，达到阴阳平衡、安定脏腑的目的，将循经取穴与分段取穴和针灸相结合。

经过长期的临床实践，在传承古人针灸疗法的同时结合现代的数据挖掘技术，针灸专家们对治疗癫痫的腧穴进行总结，治疗癫痫选穴时临床常用大椎、百会、丰隆、腰奇、鸠尾；经脉常涉及任脉、督脉、膀胱经、胃经；此外，交会穴、络穴、背俞穴三种穴位也运用较多。

穴位按摩

除针灸外，穴位按摩也非常值得推荐，虽没有针灸的刺激强度大，但胜在方便，可自行在家完成，常用的穴位按摩保健方法有印堂穴推至太阳穴，再从印堂穴推至率谷穴；循督脉以双拇指连续压迫由大椎至神庭穴；脊椎两侧，从腰骶部至第1胸椎。但是，要注意按摩前需休息半小时，避免情绪激动及疲倦，以提高疗效，每次可重复按摩4~5次。

干细胞能不能治疗癫痫？

干细胞是人体的一种特殊细胞，能够分化为不同细胞类型，生长成为新的人体组织。因此，干细胞在临床上有潜力用于修复自身细胞退化引起的疾病，比如药物治疗困难的神经系统疾病就被优先纳入了干细胞基础与临床研究范畴。目前，国内外已有将干细胞技术应用到癫痫治疗的成功案例。但癫痫存在多种类型，发病原因复杂多样，需要专科医师根据具体情况具体分析。

干细胞治疗癫痫目前主要处在临床研究阶段，开展干细胞研究的机构需要相应的资质并在国家卫生健康委和国家药品监督管理局备案。

当面对干细胞的相关治疗信息，患者需要仔细甄别治疗信息的可靠性和安全性。首先，需要明确该机构是否有开展干细胞治疗的资质，可以通过国家卫生健康委的官网查询该机构是否为备案机构；其次，需要认真阅读机构出具的知情同意书，明确研究中的获益和风险所在，最后由专业医生判断是否符合入组标准。

癫痫患者如果参加这样的临床试验一定要把自己患癫痫的病情和相关合并症充分告知研究机构，在符合相关研究的受试者纳入标准的前提下，认真阅读并签署知情同意书后，方可参加临床试验。

患者问

看到过很多有关临床试验的报道，据说可以免费用药和做检查，有没有癫痫治疗的相关试验呢？在哪里可以查到呢？

在中国临床试验注册中心（http://www.chictr.org.cn/）便可以查询。检索入口输入"癫痫"进行筛选，即可获知目前国内正在进行的癫痫临床研究。所有研究项目，都登记了研究负责人的姓名和联系电话，患者可以根据感兴趣的研究项目，主动与项目组取得联系。

在参加临床试验之前，需要了解清楚该项研究是否已经获得伦理机构的批准、是否是在正规的研究机构或单位进行。同时，需要经过医生的充分评估是否适合参加该项研究。在符合参加的前提下，还要仔细阅读项目的《知情同意书》，对参加项目的流程和风险以及获益都有必要了解清楚。

当癫痫患者情绪出现问题时怎么办

患者问

我被诊断癫痫 4 年了，跟以前相比我性格变得焦躁，时常发脾气，感觉自己都不正常，这是癫痫造成的吗？

患者同时患上非因果关系的两种及两种以上的疾病，称为共患病。某些共患疾病之间可能存在共同的发病机制。癫痫常引起偏头痛、孤独症谱系障碍、注意缺陷多动障碍、抑郁障碍、焦虑障碍、双相情感障碍、精神病性障碍和睡眠障碍等共患病。

癫痫共患病往往会加重癫痫发作，为了更好地控制癫痫，必须尽早让癫痫专科医生了解患者还有哪些与癫痫发作不太一样的表现，以便被推荐到相关共患病的专科医生处接受检查和诊治。

癫痫患者除了通过语言沟通和视频录像等方式让医生更好地了解自己的病情，还有一个很好的工具可以用起来，那就是做好"癫痫日记"（表2）。我们鼓励患者养成记录日记的习惯，将自己平时的生活行为、所思所想用文字或者语音记录下来，每次见到医生或者通过网络等途径可以让医生更快、更准确地了解自己，尽早发现是否有共患病可能。同时，日记的记录过程本身就是缓解情绪障碍的有效方法。

表 2　癫痫日记参考

日期	今天心情	是否按时服药		是否有发作	有无药物不良反应
		药物	剂量	发作次数：	
		是		发作类型：	有
经期　第__天	是			有	
				未改变	
排卵期	是			改变，具体：	
	否	否	原因：	无	无
	服用时间：　□饭前　　□随餐　　□饭后				
	其他记录：				

注：此表作为形式参考，患者可以根据自己的发作情况或者习惯来建立日记档案。

当然，我们也鼓励癫痫患者的家人和朋友给予患者更多的关心，留意患者是否经常会有唉声叹气、眉头紧锁、易怒易激惹、食欲减退或暴饮暴食、睡眠紊乱、无精打采、坐立不安等负面的情绪表现。若有上述不良情绪，需及时劝说前往专科医生处评估，必要时做心理或药物治疗。接受治疗的同时，家人和朋友的言语宽慰和倾听理解也是缓解患者共患精神类疾病必不可少的良方。

患者问

我复查的时候医生除了让我做脑电和查血外，还会让我去做有关心理和智力方面的评估，这些检查有必要吗？为什么？

心理评估或称为心理测量是一种客观、系统、全面了解个体心理状态的方法，可通过多维度、多级别的评估量表，对个体或群体的心理状态进行测试、分析和评估。癫痫的突然性、反复性发作会让患者产生病耻感，对患者的情绪、心理造成不良影响。特别是育龄期女性癫痫患者，在妊娠期间发生抑郁、焦虑和精神异常的风险也较普通孕妇增高。

心理测量不仅可以实现筛查个体的心理问题、评估心理健康水平、评估心理素质，还能评估个体的技能、能力、气质、性格、兴趣、动机等特征。形式上可以分为自评量表和他评量表两类。所谓自评量表就是测量对象根据自己的真实情况（情绪体验和躯体表现）填写量表进行评定，在临床中广泛应用。相对于自评量表，他评量表需要由受过专业训练的人员进行评估，因此患者需要到专业机构进行测试。通过心理评估的检测结果，及早发现共患的精神性疾病，及早治疗。临床上常用的评估情绪的自评量表包括抑郁自评量表（SDS）（表3）及焦虑自评量表（SAS）（表4）。患者可以参考下表为自己做一次情绪测试。

表3 SDS 抑郁自评量表

问题	A 没有或很少	B 小部分时间	C 相当多时间	D 绝大部分或全部时间
1. 我觉得闷闷不乐，情绪低沉				
2. 我觉得一天之中早晨最好				
3. 我一阵阵哭出来或觉得想哭				
4. 我晚上睡眠不好				
5. 我吃得跟平常一样多				
6. 我与异性密切接触时和以往一样感到愉快				

问题	A 没有或 很少	B 小部分 时间	C 相当多 时间	D 绝大部分或 全部时间
7. 我发觉我的体重在下降				
8. 我有便秘的苦恼				
9. 我心跳比平时快				
10. 我无缘无故地感到疲乏				
11. 我的头脑跟平常一样清楚				
12. 我觉得经常做的事情并没有困难				
13. 我觉得不安而平静不下来				
14. 我对将来抱有希望				
15. 我比平常容易生气激动				
16. 我觉得作出决定是容易的				
17. 我觉得自己是个有用的人，有人需要我				

问题	A 没有或 很少	B 小部分 时间	C 相当多 时间	D 绝大部分或 全部时间
18. 我的生活过得很有意思				
19. 我认为如果我死了别人会生活得好些				
20. 平常感兴趣的事我仍然感兴趣				

说明：量表共有20道题，分为正向计分和反向计分。正向计分的题号是：1、3、4、7～10、13、15、19，正向计分题 A、B、C、D 按1、2、3、4分计；反向计分的题号是：2、5、6、11、12、14、16～18、20，反向计分题 A、B、C、D 按4、3、2、1分计。将20个项目的各个得分相加，即得粗分。标准分等于粗分乘以1.25后的整数部分。总粗分的正常上限为41分，标准总分为53分。

抑郁严重度 = 各条目累计分 /80

评分结果：0.5以下者为无抑郁；0.5～0.59为轻微至轻度抑郁；0.6～0.69为中至重度抑郁；0.7以上为重度抑郁。

表4　SAS 焦虑自评量表

问题	A 没有或 很少	B 小部分 时间	C 相当多 时间	D 绝大部分或 全部时间
1. 我觉得比平常容易紧张和着急				

问题	A 没有或 很少	B 小部分 时间	C 相当多 时间	D 绝大部分或 全部时间
2. 我无缘无故感到担心害怕				
3. 我容易心烦意乱或感到恐慌				
4. 我觉得自己可能将要发疯				
5. 我感到时时都很顺利，不会有倒霉的事情发生				
6. 我的四肢抖动和震颤				
7. 我因头痛、颈痛和背痛而烦恼				
8. 我感到无力而且容易疲劳				
9. 我感觉平静，能安静坐下来				
10. 我感到我的心跳很快				
11. 我因阵阵的眩晕而不舒服				
12. 我有阵阵要晕倒的感觉				

问题	A 没有或 很少	B 小部分 时间	C 相当多 时间	D 绝大部分或 全部时间
13. 我呼吸时进气和出气都不费力				
14. 我的手指和脚趾感到麻木和刺痛				
15. 我因胃痛和消化不良而苦恼				
16. 我必须频繁排尿				
17. 我的手总是温暖而干燥				
18. 我觉得脸发烧发红				
19. 我容易入睡，晚上休息得很好				
20. 我做噩梦				

说明：量表共有20道题，分为正向计分和反向计分。正向计分的题号是：1～4、6～8、10～12、14～16、18、20，正向计分题A、B、C、D按1、2、3、4分计；反向计分的题号是：5、9、13、17、19，反向计分题A、B、C、D按4、3、2、1分计。将20个项目的各个得分相加，即得粗分；用粗分乘以1.25以后取整数部分，就得到标准分。

量表结果：SAS标准分的分界值为50分，其中50～59分为轻度焦虑，60～69分为中度焦虑，70分以上为重度焦虑。

另外，癫痫频繁或者长期发作还可能影响癫痫患者的认知功能。如果患者自己或者家人感觉患者的记忆、注意、计算、视空间、推理等能力有下降，建议向癫痫专科医生讲述这种情况，必要时可接受简易精神状态检查、蒙特利尔认知评估量表、中国修订成人韦氏智力量表等测试。

女性癫痫患者如果同时患偏头痛该怎么办

我时常在癫痫发作前后都有头痛发生，这个是共患偏头痛吗？

偏头痛多为一侧或两侧颞部反复发作的搏动性头痛，发作前可伴视觉、体觉先兆，发作时常伴呕吐。偏头痛时常与癫痫伴随发生，在癫痫发作的前、中、后都有可能发生。

当出现头痛症状时，不要自己妄下定论，也不要随意服用止痛药。应当记录清楚头痛发作的情况后及时就医。记录的要点包括头痛发作是否与癫痫有关，一定记录清楚是在癫痫发作前还是发作过程中或是癫痫发作后；头痛持续的时间长短；区分清楚头痛的部位以及头痛的性质，是针刺样痛、胀痛，还是跳痛；疼痛的程度自己能不能忍受，会不会痛到恶心、呕吐，甚至都睁不开眼睛，更甚至会害怕听到嘈杂的声响。以上有关头痛发作的描述都将为医生的诊断提供重要的依据。

以下介绍的自评量表（表5～7）是评估头痛对生活影响度和头痛程度，若有头痛的情况不妨自测看看。

表5 偏头痛残疾程度评估问卷

条目	结果
1. 在过去的3个月内，您有多少天由于头痛不能去上班或上学？	（　　）天
2. 在过去的3个月内，您有多少天由于头痛部分影响工作或学习（效率下降一半以上）？	（　　）天
3. 在过去的3个月内，您有多少天由于头痛不能做家务？	（　　）天
4. 在过去的3个月内，您有多少天由于头痛部分影响做家务（效率下降一半以上）？	（　　）天
5. 在过去的3个月内，您有多少天因为头痛错过探亲访友、聚会和娱乐如看电视、打牌等类似的活动？	（　　）天

评分标准：

由五个问题来评估近3个月因偏头痛造成的时间损失，所有天数相加得到MIDAS值，将其偏头痛残疾程度分为四级：0～5分为Ⅰ级，轻微；6～10分为Ⅱ级，轻度；11～20分为Ⅲ级，中度；＞21分为Ⅳ级，重度。

表6 头痛影响测试HIT-6

用（从不、很少、有时、经常、总是）来回答以下问题。

条目	从不	很少	有时	经常	总是
1. 当您头痛时，剧烈疼痛发生的频率如何？					
2. 头痛是否常造成您的日常活动能力受限，诸如家务劳动、工作、上学或社会活动能力？					
3. 当您头痛时，是否常希望能躺下休息？					
4. 在过去4周中，您是否常因头痛感到疲劳，在工作或日常活动中力不从心？					
5. 在过去4周中，您是否常因头痛感到厌烦和不安？					
6. 在过去4周中，您是否常因头痛而无法专注于工作或日常活动？					

评分标准：

"从不"记6分，"很少"记8分，"有时"记10分，"经常"11分，"总是"记13分。总分≤49，没有或较小影响，1级；50～55分，中度影响，2级；56～59分，明显影响，3级；≥60分，严重影响，4级。

表7 疼痛视觉模拟评分（VAS）

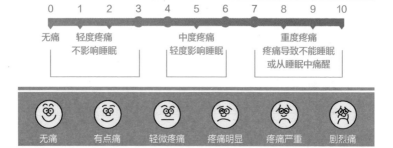

得分：_____

评分标准：

将疼痛的程度用0至10共11个数字表示，0表示无痛，10代表最痛，患者根据自身疼痛程度在这11个数字中挑选一个数字代表疼痛程度。

0分：无疼痛；

1～3分：有轻微的疼痛，患者能忍受；

4～6分：患者疼痛并影响睡眠，尚能忍受，应给予临床处置；

7～10分：患者有强烈的疼痛，疼痛剧烈或难忍。

癫痫患者确诊偏头痛后，如何治疗呢？

偏头痛的治疗可以采用西医和中医的手法。

在西医诊疗常规中，当偏头痛急性发作时，需要在头痛开始后半小时内服用急性止痛药物，以快速解除头痛及相关伴随症状。常用的药物以非甾体抗炎药为主，包括布洛芬、对乙酰氨基酚、萘普生或阿司匹林等，通常服用后1小时内即可缓解。但频繁用药又会导致耐药的发生。因此，为了降低偏头痛发作的频率、持续时间及严重程度，避免急性发作期过度使用药物，我们建议对于每月发作 2 次以上或头痛严重影响生活的患者采用预防性治疗。常用的预防性治疗药物主要是盐酸替扎尼定、氟桂利嗪、美托洛尔、普萘洛尔等。此外，抗癫痫药中的托吡酯和丙戊酸钠都能在日常起到预防头痛的效果。

中医治疗头痛，遵循辨证论治、整体观念以及急则治标、缓则治本的原则。偏头痛属"头风""偏头风"范畴。不论是《圣济总录》《儒门事亲》还是《本草备要》都有对偏头痛治疗的记载。古今名医对偏头痛病因病机认识主要跟风、痰、热、血、气、虚相关，在治疗上一般选择祛风止痛、活血行气、清热化痰类药物。所选药物多温、平或微寒，五味则辛、甘、苦居多。医治偏头痛的中药常选择川芎、细辛、白芷、防风、甘草、当归、天麻等，且偏头痛病位在少阳，应从肝论治，常常加用引经药，如川芎、天麻、柴胡、香附等入肝经的药物，偏头痛部位在上，多选用白芷、防风、薄荷、川芎等风药以到达头部。怪病多痰，头部闷、不清醒，应考虑到痰浊阻滞清窍，加入半夏、天南星等化痰之品，若头痛日久，病邪入络，可加全蝎、僵蚕等虫药，增强搜风通络之功。

因此，中药是可以辅助治疗癫痫伴发的头痛，缓解头痛症状，但患者及家属一定不能自己随便根据书本记载为自己配制中药，而是要请中医师辨识患者本人的证型后开具处方，千万不能错误地认为中药反正吃不死人，可以随意吃。

女性癫痫患者检查发现有多囊卵巢综合征（PCOS）该怎么办

患者问

什么是 PCOS？

PCOS 是临床上最常见的妇科内分泌疾病之一，主要表现为月经失调、肥胖、胰岛素抵抗以及雄激素分泌过多导致的痤疮、脱发、多毛等，远期还可能引发糖尿病、心脑血管疾病、子宫内膜癌等。之所以叫它多囊卵巢，是因为在做超声检查的时候可以看到卵巢上有很多泡泡，就像一个个的囊袋。那有上面的这些症状就可以确定是得了 PCOS 吗？当然不是。临床上常用的诊断标准是鹿特丹标准，需要满足以下条件。

● 稀发排卵或无排卵，就是患者自己能明显感受到月经推后，两个月、三个月甚至半年都不来月经。

● 高雄激素血症或高雄激素的临床表现，比如痤疮、多毛等。

● 卵巢呈多囊样改变，这个是要做超声才能发现。

如果满足上面三条中的两条，就可以诊断为"疑似多囊卵巢综合征"，最终确诊还需要在生殖内分泌专科医生处排除其他疾病。

患者问

我被诊断为 PCOS，但自己一点不舒服的感觉都没有，可以不用治疗吗？

有一些患者虽然被确诊了 PCOS，但是并没有显著的多毛、月经不调等表现，或者月经周期是 50 天左右，当前没有生育需求、没有出现月经淋漓不尽以及也未出现肥胖，这时可以先观察，但是需要定期随访。

如果医生判断患者的 PCOS 主要是因为抗癫痫发作药物使用不当所致，那么会要求替换对生殖内分泌影响较大的药物，观察一段时间再复查，很有可能 PCOS 就消失了；如果医生判断其 PCOS 是因为癫痫频繁发作所致，就需要通过添加新的药物或者增加原有抗癫痫发作药物剂量来更好地控制癫痫发作。部分女性癫痫患者在癫痫发作得到控制后，PCOS 也能自行好转。

其实，只要能在专科医生的指导下，坚持规范地接受对生殖内分泌影响小的抗癫痫发作药物的治疗，将癫痫控制好，也能够很好地预防和避免 PCOS 的发生。

PCOS 能用中医治疗吗？

目前，中医药在辅助生殖领域的应用是非常广泛的，中医治疗 PCOS 有非常多的方法，大家接触最多的就是中药汤剂。中医认为，PCOS 的发病主要与肝、脾、肾这三个脏腑功能失调关系密切。中药汤剂最大的优势就是可以辨证施治，每人每次就诊时的病情是不一样的，医生根据不同情况开具最适合的药方。

除了中药方，针灸和穴位埋线方法也适用于 PCOS 治疗。针灸可以调整 PCOS 患者的月经周期，提高胰岛素敏感性，调节脂代谢紊乱，改善临床症状，同时安全性也很高；穴位埋线治疗通过埋线针具和可吸收线体在穴位内产生的生物物理作用和生物化学变化，将其刺激信息和能量以及中药通过经络传入体内，而达到治疗疾病的目的。还有集穴位封闭效应、针刺效应、组织疗法效应等多种效应于一体的复合性治疗方法。但是这些中医治疗方法都必须前往正规的、有中医执业资格的医院或诊所进行。

女性癫痫患者同时发生卵巢早衰（POF）该怎么办

患癫痫14年了，去年开始备孕，未成功，去检查后医生说是POF，我怎么会又得癫痫，又得这个病？

POF指40岁以下女性出现卵巢功能原发或继发性减退或丧失，主要表现为潮热、盗汗、面部潮红、性欲降低、阴道干燥、生殖器官萎缩及难以受孕或不孕。简单地说，是指女性的更年期提前了。

POF是任何人都可能发生的，发生原因主要与遗传和免疫因素相关。目前，临床研究的结果没有显示与癫痫有相关性。

POF 还能治疗吗？我还能怀孕吗？

卵巢早衰的治疗方法有雌孕激素替代治疗、促排卵治疗、免疫治疗以及卵巢移植等。其治疗的具体方法和措施需要在专科医师的指导下进行。既往认为，血 FSH > 40 IU/L 就意味着始基卵泡缺失，可导致永久性不孕。

卵泡刺激素

卵泡刺激素（FSH）：是由腺垂体分泌的一种糖蛋白激素，生理作用主要是促进卵泡发育、成熟及分泌雌激素。其水平高低是卵巢功能状态的直接反应。在月经周期的第 2～3 天开始分泌，促进卵泡生长以及其中的颗粒细胞成熟并分泌雌激素，当雌激素持续增长到达峰值时便触发排卵，同时也开始抑制垂体的卵泡刺激素分泌并持续下降，进入卵巢的黄体期，直至达到月经的基础值，又开始下一个分泌周期。

近些年的研究表明，约有 50% 的卵巢早衰患者会出现间歇性排卵现象，5%～10% 的患者在确诊后有间断的月经恢复甚至发生自然妊娠。部分卵巢早衰患者，通过激素替代等系列综合治疗也可以一定程度逆转恢复卵巢功能。如果治疗后卵巢功能仍然恢复不好，可以到生殖医学科评估，看是否可以借助试管婴儿技术怀孕。

中医能够治疗卵巢早衰吗？

中医认为，卵巢的功能与肾关系密切，肾中之精对人类的生殖能力发挥着重要作用。卵巢早衰根据它的临床症状，常被归为"血枯""闭经""不孕症"等范畴。治疗卵巢早衰，中医有以下方式。

● 艾灸：如火龙灸、八髎灸等具有很强的温补阳气、温经通络、强壮保健的作用。

● 针灸：根据患者的情况，选择合适的穴位，在腧穴部位进行针刺，以补益肾精，调理气血，从而达到治愈疾病的目的。卵巢早衰的患者通过针灸治疗，可以补肾填精，调理冲任，改善卵巢储备，提高卵子质量。

● 膏方：中药剂型之一，是一种将中药饮片反复煎煮、去渣取汁，经过蒸发浓缩，另加蜂蜜等制成的半流状制剂。膏方可以补益气血，调整阴阳，调动机体内在因素，激发与提高机体的自卫和抗病能力，即"扶正祛邪"，从而达到祛病强身的目的。

癫痫会遗传吗

患者问

我患有癫痫，会遗传给我的孩子吗？

造成癫痫的病因主要有基因、代谢、免疫、感染、结构性病变以及未知病因等六大因素。其中基因即指遗传因素不容忽视。根据既往的统计数据，癫痫的遗传概率可能在3%~20%。

癫痫遗传因素主要有以下四种表现形式，包括单基因遗传性癫痫、多基因遗传性癫痫、遗传性综合征癫痫、染色体异常所致癫痫。如明确家族里有癫痫患者，则有必要做癫痫相关基因检测，排除已知致病基因变异并评估遗传给后代的风险。

尽管癫痫会遗传，遗传的概率还是相对比较小，并且通过生殖技术也可以一定程度避免遗传。

患者问

基因检测是怎么回事？

基因是遗传的基本结构和功能单位，是人体细胞内一段有功能的 DNA 片段，储存了人体合成某种蛋白质的相关信息。指导蛋白质合成的基因上 A、T、C、G 四种碱基的顺序即遗传密码，以三联密码子的形式记录了特定蛋白质的氨基酸顺序。如密码子 G-A-G 对应谷氨酸，而 G-A-T 对应天冬氨酸。如果细胞中的 DNA 在复制过程中出现错误，基因碱基顺序的变异可致蛋白质合成缺陷或功能异常，进而引发疾病。

基因的变异可经由父母传递给子女。因此，患者的后代也有一定的发病风险。利用分子生物学技术，对患者及其亲属的致病基因进行检测，分析 DNA 碱基顺序并与正常人群 DNA 碱基顺序比对，结合遗传分析和生物信息学等方法，就能鉴定出相关致病基因的变异位点，预测后代的发病风险。

目前，已知与癫痫相关的基因约有近千个，其检测技术更新也有两代。第一代测序技术是 Sanger 测序法，即传统的基因检测技术，仅能对单一基因上的变异位点进行检测，不能满足癫痫的基因检测需求。因而有了第二代测序技术——高通量测序技术，该技术能够在一次测序中分析数百个癫痫相关基因上的变异位点。如条件允许，也可对全基因组或全外显子组进行测序，这样检测范围更加全面，能够发现新的癫痫致病基因或突变位点。两代测序方法协同，一般在确定家系中的致病基因和变异位点后，再用 Sanger 测序验证其他家族成员是否携带致病变异。

对癫痫患者进行基因检测的一个重要目的是辅助医生对癫痫患者进行临床诊断。癫痫相关的疾病种类众多、表型复杂，有时候难以区分。目前，很多癫痫综合征已经有了明确的致病基因，进行基因检测，有助于疾病确诊。同时，有些基因突变导致的癫痫在治疗上有精准的方法，基因检测结果有助于临床医生快速准确地给出治疗方案。比如患者检出 *SLC2A1* 的致病基因突变，这个突变位点对应的是葡萄糖转运蛋白 1 缺乏综合征的患者，则生酮饮食治疗对这类患者通常会有较好的疗效。

我的妈妈和外婆，还有姨妈都有癫痫，我现在也有癫痫，这就已经明确是有遗传性的，还有必要做基因检测吗？

这种情况也是有必要做基因检测的。此时的基因检测是为了明确致病基因的致病变异位点。

目前，国际上的标准和相关证据将变异位点分为五级：

致病性变异、可能致病性变异、临床意义不明的变异、可能的良性变异和良性变异。其中致病性变异是已经被明确的可导致癫痫的变异位点，可能致病性变异和临床意义不明的变异均需要进一步探究。此时，遗传咨询医生和癫痫专科医生会根据患者及患癫痫家属病情的表现结合变异位点，分析其遗传方式和遗传规律，并进行必要的基因检测验证，最后做基因变异的功能研究，从而确定导致癫痫的相关致病基因变异。

只有明确相关致病基因，才能在此基础上通过产前基因检测、基因诊断结合第三代试管婴儿技术等手段预防癫痫的家族性遗传。

患者问

我没有癫痫家族遗传史，在怀孕前需要去做基因检测吗？

针对没有家族遗传史的癫痫患者，做基因检测的目的则是为了检测自身的基因中是否存在已知的致病基因变异位点。若是良性变异，则无须担忧；若是其他级别的变异则应当予以重视，可以在遗传学专科门诊及生殖技术专科门诊进行备孕咨询，科学选择怀孕方式，避免遗传风险。

医生说我是病毒性脑炎引起的癫痫，怀孕前还需要做基因检测吗？

癫痫常见的六大病因可能是复合型存在，有遗传因素的同时可能既往有过脑炎感染，有结构性病变的同时可能有全身免疫性的问题等。因此，如果已明确是病毒性脑炎所致癫痫，但未排除携带癫痫相关的致病基因变异位点，也可以通过基因检测了解是否携带已知的癫痫致病基因变异，防患未然。

基因检测的结果如果显示我携带了癫痫发作的基因，是不是我就最好不生育了？

携带了癫痫发作基因的患者，也是可能生育健康孩子的。首先看携带的癫痫发作的致病基因变异是常染色体还是性染色体及相应的遗传方式。如果对于常染色体单基因遗传性癫痫，携带致病变异的基因有 50% 概率遗传给后代。不过也不用惊慌，这种情况可以用两种方式来避免，一是采用第三代辅助生殖技术（第三代试管婴儿）筛查带有该致病基因变异的胚胎，从而确保生育健康的孩子；二是在孕 24 周左右通过羊水穿刺等方法进行基因检测，看胎儿是否携带该基因变异。

我的父母已经离世，我自己做基因检测还有意义吗？

有意义。

首先，可以明确是哪种基因导致癫痫。目前，已经研究发现了近千种癫痫致病基因，自己的基因检测结果可以与已知的致病基因变异位点对照，便能推测出导致癫痫的是哪种基因变异。

其次，可以实现精准化用药和治疗。癫痫致病基因与大脑细胞的信号传递通道、体内神经生长分化、细胞膜受体及递质转运体的结构与功能等均有关。医生可以根据癫痫基因结果明确诊断，可以采用针对性的治疗方案，减少药物不良反应，提高临床疗效。在治疗的过程中，可以根据已知致病基因，系统管理疾病的进展。比如，有些基因的突变应该慎用某些类型的药物：SCN1A 突变的患者应避免使用钠离子通道阻滞剂（卡马西平、拉莫三嗪、苯妥英钠）；线粒体基因突变应当避免使用丙戊酸钠等。

现在基因检测技术可靠吗？会不会查不准？

目前，基因检测技术应用虽然已经成熟，但在致病基因的分析技术上还存在一些难度，不是所有的检测机构都能掌握。

这是由于 DNA 序列存在个体差异，也就是遗传的多态性，并非所有的基因变异都是致病的。对于检出的相关基因变异，需要结合癫痫发病的临床情况，分析其遗传方式和遗传规律，进一步进行基因诊断，判断相关基因变异是否为致病性变异。

因此，癫痫患者应选择有相关经验的国家级或省级医疗机构进行基因检测，并在癫痫专科医生或遗传咨询医生处进行遗传咨询。

患者问

我应该去做癫痫相关的基因检测还是全基因测序？

癫痫相关基因检测和全基因测序的区别在于，前者仅包含了常见的已知致病基因，其优势在于检测费用较低，后期分析也较简单；后者发现新的致病基因变异的概率更高，可能发现此前未报道的新的致病变异位点，需要癫痫专科医生或遗传咨询医生进一步分析解读。

患者可以根据自己的病因、病史、经济状况合理选择。

我的基因检测报告未找到癫痫致病基因，那我的宝宝肯定不会得癫痫吧？

目前，部分遗传性癫痫患者的致病基因尚不明确，而基因检测结果只能基于国际上已知的疾病基因数据库进行比对。因此，如果基因检测报告显示未找到已知癫痫致病基因变异，不能排除患者携带此前未报道的新致病变异位点的风险，需要癫痫专科医生或遗传咨询医生结合实际情况进行分析判断。

女性癫痫患者能生育吗

我有癫痫还能要小孩儿吗？

大多数患有癫痫的女性在怀孕期间癫痫发作频率不会增加，绝大多数患者在正确服用抗癫痫发作药物或者正规停药后都能生育健康的孩子。

有怀孕计划的女性癫痫患者在孕前需要注意以下几点。

● 养成良好的生活习惯、保持心情愉悦，戒烟戒酒、保证充足睡眠、适当运动避免危险动作、作息规律。

● 养成记录癫痫发作情况的习惯，找到发作频率的规律。

● 规律服用药物，不漏服不私自停药。可以在备孕前咨询癫痫专科医生是否有必要调整药物。但绝不能私自突然停药，这是因为突然撤除药物治疗不能降低胎儿主要先天畸形的风险，反而可能因为撤药导致癫痫发作，危及生命。

● 提前服用叶酸。所有有计划怀孕的女性均应常规服用叶酸，至少在怀孕前 3 个月开始，直至怀孕后 3 个月，也可在整个孕期服用。如患者肥胖、进食不佳或有畸形家族史，则可适当增加叶酸用量。极少数患者如果添加叶酸后有癫痫发作加重，需要到医院就诊，请医生判断癫痫发作是否与服用叶酸有关。

● 重视孕前检查，夫妻双方若有明确的家族遗传史，有必要到遗传学门诊作相关咨询，或者在遗传专科医生指导下进行遗传学相关检测。

患者问

我正在备孕，有相关的问题需要咨询，是应该去看产科还是神经内科呢？有专门为女性癫痫患者生育问题开设的门诊吗？

产科主要涉及的是妊娠、分娩以及计划生育。针对女性癫痫患者的备孕问题若是有关癫痫疾病的诊疗问题还是需要到神经内科癫痫专科门诊就诊。

目前，国内一些医疗机构已经开设有女性癫痫门诊，旨在为患癫痫的女性提供神经学临床诊疗、护理以及心理支持和咨询。门诊根据需要与初级保健、产科和生殖内分泌科、遗传等多学科合作，提供个性化的治疗方案，可以帮助女性癫痫患者实现全生命周期的健康管理。

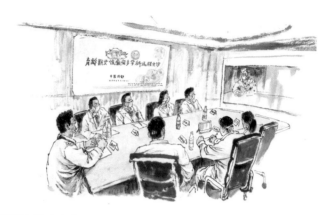

育龄期女性癫痫多学科门诊

图为四川大学华西医院开设的"育龄期女性癫痫多学科门诊（MDT）"现场。患者因远在外地，不能现场就诊，采用远程会诊方式进行咨询。会诊流程是由首诊医生在线问诊收集病史，初步评估病情后根据就诊需求预约相关专科专家，在接诊后的24小时内，专家会针对患者病情共同讨论，为患者制订最优治疗方案。目前，育龄期女性癫痫MDT涉及的专科有神经内科、遗传学、心理卫生中心、生殖内分泌科、产科、新生儿科、儿童神经发育、儿童保健以及药学。

女性癫痫患者什么时候可以开始备孕

我今年已经34岁了，但目前每年仍有2次以上的癫痫发作，能怀孕吗？针对我的病情，咨询过医生，医生说我现在暂时还不能停药，吃着药又能不能怀孕呢？

我们首先推荐女性癫痫患者在癫痫完全无发作，且停药 9 个月后开始考虑怀孕。但是有一部分癫痫患者通过多年的正规用药仍有癫痫发作还不能停药但又有生育需求，这种情况我们建议患者尽早咨询专科医生对抗癫痫发作药物给予调整，尽量通过服用最少种类、最小剂量、最小不良反应的抗癫痫发作药物达到最佳疗效。目前。全球研究证据最为充分推荐孕期使用的抗癫痫发作药物主要是拉莫三嗪、左乙拉西坦和奥卡西平。

患者问

本来已经 4 年都没有发作了，最近一次饮酒后又突然发作，不知道跟喝酒有没有关系？如果要备孕，需要戒酒多长时间呢？

饮酒的确可能会诱发癫痫发作。因为酒精摄入可能增加体内的谷氨酸、天冬氨酸和同型半胱氨酸等兴奋性氨基酸，导致神经元被过度刺激，可能会增加癫痫发作风险。同时，长期酗酒会造成如低钾血症、头部损伤并发症、脑血管出血和凝血问题，增加脑血管意外的风险。再者，酒精能迅速诱导肝酶，降低某些抗癫痫发作药物的血清水平，导致药物有效浓度降低，从而造成癫痫控制效果欠佳。

因此，我们建议癫痫患者不要饮酒，若有饮酒史但同时又有备孕需求，夫妻双方均应戒酒 3 个月以上。

患者问

我 10 来岁时患癫痫，28 岁生产了一个健康的宝宝，现在 32 岁，还能再要二宝吗？

大多数女性癫痫患者（包括正在服用抗癫痫发作药物的患者）都能够生下健康的孩子。目前，已有的临床数据显示女性癫痫患者若在第一次生产时的孩子患有严重先天畸形，那在随后的妊娠中发生畸形的风险会比未患癫痫的女性更高；若女性癫痫患者第一胎没有重大先天性畸形，随后生产胎儿出现畸形的风险与未患癫痫女性相当。因此，可以根据第一胎的具体情况，考虑是否再怀孕生子。

女性 35 岁以后怀孕生产被视为高龄生产。高龄生产会带来一定的风险，首先高龄妇女受孕会较年轻女性更困难；妊娠并发症（如妊娠高血压、妊娠糖尿病等），发生概率会更高；生产时产程可能会长于年轻产妇；胎儿出现问题的可能性也会较年轻产妇高；再加之有癫痫病史，高龄的癫痫产妇有可能会面临比未患癫痫的女性更多的妊娠风险事件。所以我们建议，女性癫痫患者最好能在 35 岁以前生育。

我第一次癫痫发作是在怀孕 6 个月时发生的，当时未经治疗，直到现在已经 3 年了，也没有发作，如果我再生孩子会不会发作呢？

大量临床数据显示，0.3%～0.5% 的女性在妊娠期首次发生癫痫。妊娠是造成癫痫发作的因素之一，不过其机制尚未明确，可能与妊娠时身体内环境系统受激素影响有关。

若第一次妊娠时有发生癫痫，那再次妊娠时出现癫痫的可能性仍然是存在的。不过，也不用担心，可以在妊娠前做好癫痫相关的全面检查，如脑电图、头部磁共振、焦虑抑郁量表、肝肾功能、血常规及血气的检查，有条件时也可进行癫痫相关的基因检测，根据最近最新的检查结果，在专科医师的指导下科学怀孕。

患者问

我的癫痫发作都是在晚上睡觉的时候，我的发作一般是被家属看到的，我自己完全没有不舒服的感觉，这种情况可以备孕吗？

癫痫在夜间发作很常见，容易被家人忽视而耽误诊治。因此，针对夜间睡眠中的癫痫发作，备孕需要更加细致。首先，应确定自己的发作情况，建议这位患者在卧室内安装摄像头。安装的位置一定是在床头正对面的上方，这样才是最佳拍摄角度，记录清楚发作情况，帮助医生更好地了解病情。其次，需要再就诊，请医生结合病史、影像学和脑电图检查结果，确认诊断，评估治疗方案是否合适，是否需要调整药物种类和剂量。

生育后代是一项幸福又神圣的责任，患者和家属要重视备孕，把准备工作做好，为生育健康的宝宝筑好第一道堡垒。

我刚做了癫痫病灶切除术，要隔多久才能备孕呢？

癫痫术后只要无严重并发症，均可逐渐恢复正常的学习、工作和生活，包括婚育。对于手术治疗后的患者而言，备孕期需要考虑的主要是尽量选择对生育无明显影响的抗癫痫发作药物，而非术后的时间。

我之前因为患有抑郁症一直在接受药物治疗，现在完全没有抑郁的感觉了，但抗抑郁药物还在吃，可以备孕吗？

目前，已上市的精神类药物中暂没有对胎儿发育是绝对安全的。不过，根据大量的研究证据表明西酞普兰、艾司西酞普兰及舍曲林在孕期应用时相关风险会更低。对于药物的选择，需要评估药物治疗的利弊与不治疗可能存在的风险，严格遵从精神科医生医嘱。

我们建议共患精神类疾病的女性癫痫患者，在备孕前一定要前往精神科专科门诊，由专科医生评估病情，若情况稳定、状态良好、复发风险低，可以考虑逐渐减量，直至停药后再怀孕。若病情需要，可在怀孕 12 周后再用药。

患者问

我的癫痫控制得挺好的，现在刚怀孕，但是出现了睡眠差的问题，会不会哪天诱发癫痫发作，我好担心，可以服用药物来帮助睡眠吗？

睡眠问题的确是困扰准妈妈们的另一难题。睡眠欠佳、疲劳、感冒等情况可导致癫痫患者发作阈值减低，从而引发癫痫发作。有数据表明，怀孕早期失眠发生率约 30%，怀孕中晚期则高达接近 80%，睡眠问题常跟情绪波动相关，甚至反复陷入了"失眠－情绪差－失眠"的恶性循环，严重影响孕妇的生活质量。当出现睡眠问题时，还是值得准妈妈们重视。要到精神科或心理科就诊，经过专业的评估看看是否合并焦虑和抑郁情绪等其他问题，以便医生及时调整药物。

抗癫痫发作药物在控制癫痫发作的同时也可能影响睡眠，传统的抗癫痫发作药物如苯妥英钠、苯巴比妥可显著影响睡眠结构，新一代的抗癫痫发作药物如拉莫三嗪、左乙拉西坦、托吡酯对睡眠影响较小。

最常用的镇静催眠药有哪些

临床上最常用的镇静催眠药主要有两类，即苯二氮䓬类药物和非苯二氮䓬类药物。苯二氮䓬类药物主要包括地西泮、劳拉西泮、奥沙西泮、阿普唑仑、氯硝西泮等药物；非苯二氮䓬类药物包括唑吡坦、佐匹克隆、右佐匹克隆及扎来普隆等药物。苯二氮䓬类药物中艾司唑仑为孕妇或备孕女性禁用，氯硝西泮和非苯二氮䓬类药物缺少在孕妇身上的研究。研究还表明，使用苯二氮䓬类药物会增加出现新生儿适应综合征、婴儿退缩、早产及发育迟缓的风险。

妊娠期考虑药物对胚胎、胎儿和新生儿的影响，不推荐长期使用镇静催眠类药物，更多地建议备孕期及妊娠期女性朋友通过调整生活方式来保证每天充足的睡眠，如不熬夜，规律作息时间，听一些舒缓的音乐，合理适当进行体育锻炼，营养均衡，多吃新鲜的蔬菜水果，多摄入优质蛋白质等。同时，应注意多与家人朋友沟通，及时缓解自己因工作、生活或疾病所产生的焦虑、抑郁等不良情绪。当出现睡眠问题、情绪问题时优先选择非药物治疗。非药物治疗包括常见的心理治疗，方法有认知行为治疗、睡眠限制、松弛疗法、音乐疗法等。

女性癫痫患者备孕时需要提前做哪些准备

备孕期多久去一次门诊做检查合适？

门诊检查的频率取决于癫痫发作控制的情况。如果不是因为特殊原因急于怀孕，通常建议患者在癫痫发作完全控制后 2~5 年，复查视频脑电图正常时逐渐减停抗癫痫发作药物后再怀孕，这类患者不需过多复诊，一般建议 3~6 个月复诊 1 次即可。如果由于某些原因不能等到最佳时期怀孕的患者，必须将全身性发作完全控制后，尽量减少其他发作类型的发作频率，这类患者最好 1 个月左右复诊 1 次，医生有充分的时间给患者调整抗癫痫发作药物，同时医生会根据患者癫痫控制情况与患者商量合适的备孕时间，也便于提醒患者孕前 3 个月加服叶酸。

患者问

备孕时需要在生活中注意些什么呢？

首先，规律的生活非常重要，早睡早起，保持充足睡眠，避免过度疲劳。熬夜是癫痫发作的常见诱因，因此绝对不要熬夜，也尽量不要选择昼夜颠倒的工作。

其次，要避免视觉刺激，避免玩视频游戏，尤其是画面切换快、闪烁杂乱的游戏，也不要去舞厅、游戏厅或者网吧；特别是在发作还没有完全控制前，尽量避免驾驶、游泳、登高等活动，防止过程中发生意外；同时避免从事高压力状态的工作和学习。

最后，需要着重提醒三点：①清淡饮食；②不要喝浓茶、浓咖啡；③绝对不能饮酒。

患者问

备孕期怎样进行体育锻炼比较合适呢？

女性癫痫患者备孕期间，可以进行一些轻体力的锻炼活动，但切记不要去游泳或者登高。我们建议采用以下几种运动方式：

● 散步。散步是一项适合任何人的运动，散步要尽可能挑选空气较清新的环境，不必走得过快，也不用走得时间过长。刚开始可以把脚步放慢，不要走得太急，以免对身体震动太大或造成疲劳。散步时不要穿鞋跟太高的鞋，最好穿软底的运动鞋。最好坚持每天都散步一会儿，大雾天、雨天或雪天时就不要外出散步了，避免发生事故。

● 快步走。适宜的体重有助于受孕，快步走比散步更能消耗能量，燃烧多余脂肪。运动前，应先排空膀胱，换上宽松舒适的衣服。期间如果出现不舒服的情况，可以暂停休息，根据自己的身体情况调节快步走的时间，不宜劳累。和散步一样，也请在空气新鲜、空间宽敞的环境进行。

● 瑜伽。练习瑜伽可以增强体力和肌肉张力，增强身体的平衡能力，提高整个肌肉组织的柔韧度和灵活度。同时，瑜伽还能刺激控制激素分泌的腺体，加速血液循环，能够帮助备孕女性很好地掌握呼吸控制方法，有利于日后分娩。

● 普拉提。普拉提简单易学，可以有目的地锻炼手臂、胸部和肩部，同时增加身体的柔韧性，是非常适合备孕期做的运动。普拉提对腰腹部的锻炼作用非常明显，结实的腰腹肌肉对女性日后怀孕、生产、产后都有非常重要的帮助。而且，这项运动不受活动地点的限制，无论是在专业的健身房还是家中的客厅、卧室，都可以练习。

患者问

打算备孕，该做哪些检查？

有备孕需求的女性癫痫患者，首先要完善癫痫相关的检查，如脑电图、抗癫痫发作药物的血药浓度、焦虑和抑郁评估量表；若有月经不调、身体毛发较多或者肥胖的女性癫痫患者还需要进行妇科阴道 B 超检查和性激素、甲状腺激素、糖耐量的检测。此外，通过采血进行血常规、肝肾功能、输血前全套、TORCH 检查也是非常有必要的；我们还建议备孕女性前往专业的妇科门诊进行妇科查体和宫颈癌筛查，包括 HPV 和 TCT 检查。

同时，建议丈夫也配合完成血常规、肝肾功能、甲状腺功能、输血全套等基本体检项目。若夫妻双方其中有家族遗传疾病史的，建议同时进行染色体检查，必要时进行基因检测。

患者问

我又没有糖尿病，查血糖也正常，为什么备孕时的检查医生要让我去测糖耐量？

口服葡萄糖耐量试验是一种葡萄糖负荷试验，通过口服葡萄糖来增加血糖水平，用以了解胰岛细胞的功能，观察胰岛细胞是否有能力将血糖调节到正常水平。空腹情况下因血糖不够高，不需要胰岛细胞有那么大的能力，看不出其功能的高低，只有增加其负荷才能真正体现出功能的强弱。要了解胰岛功能，排除糖尿病，就需要做口服葡萄糖糖耐量。针对备孕的女性癫痫患者，了解胰岛功能不仅是为了排除糖尿病，还是为了排除多囊卵巢综合征（PCOS）。

知识加油站

口服葡萄糖耐量试验方法怎么做

口服葡萄糖耐量试验方法：应在清晨空腹时进行，先测量空腹血糖，随后在5分钟内口服含75 g无水葡萄糖的水溶液，分别在服用糖水后的0.5、1.0、1.5、2.0小时采血（根据情况也可以减少中间的采血时间点），测其血糖变化。

患者问

脑电图会不会对胎儿有辐射？

如果备孕前每次脑电图都正常，备孕时就没有特殊要求做脑电图。但如果备孕时出现发作或先兆症状，建议及时做脑电图检查了解病情的发展变化。脑电图的电极是用来采集大脑的生物电信号的，既没有电、磁辐射，也没有其他对身体有危害的辐射或物质，因此，孕期是可以接受脑电图检查的。

患者问

视频脑电图监测的时间更长，备孕是否需要去做视频脑电图？

视频脑电图是通过长程脑电图和视频录像同步监测来记录发作性事件及其相应的脑电图变化，并进行同步分析，判断发作性事件是否为癫痫发作。视频脑电图能记录到不同类型的癫痫发作；能观察到癫痫样放电的多少；能记录到清醒期和睡眠期的脑电图；能通过脑电图分析睡眠结构和睡眠周期；能提高癫痫放电的检出率，是癫痫诊断和痫灶定位必不可少的检查。

若在备孕前癫痫就已经被完全控制，那备孕时是无须再做视频脑电图监测。倘若病情有变化或者癫痫发作控制欠佳，则可经专科医生评估是否进行视频脑电图。

头颅磁共振成像（MRI）或者 CT 检查会不会有辐射？正在备孕还能做这个检查吗，会不会影响怀孕？

CT 检查存在电离辐射，无论是否使用造影剂，都不建议备孕期和孕期做该项检查，尤其是孕早期。如因病情必须完成该项检查，则建议至少在完成检查后三个月再开始备孕。

MRI 是一种非电离辐射，较 CT 检查的优势在于具有良好的多方位软组织成像功能，可以更好地显示头颅内部结构。备孕期无 MRI 检查禁忌证。但若在检查中有使用造影剂，还是建议三个月后再开始备孕。

我因打算怀孕去就诊，想看能不能停药或减药，医生让我先查血药浓度，测血药浓度有什么用处？怀孕期间还需要检测吗？

孕前检测药物浓度的意义在于了解患者目前处于非孕期时的药物浓度是否达到标准的有效治疗范围。孕前了解癫痫控制稳定期的抗癫痫发作药物浓度，对孕期调整抗癫痫发作药物有很好的参考价值，医生可以参考药物浓度结果实现精准调整。

对于妊娠期的女性癫痫患者而言，怀孕时人体会产生一系列的生理变化，可引起胃肠排空时间改变、激素变化、血容量变化等，从而影响抗癫痫发作药物的吸收、分布、代谢和排泄过程，导致药物浓度下降而出现癫痫控制不佳。抗癫痫发作药物中拉莫三嗪、左乙拉西坦和奥卡西平在孕期的药物浓度波动最为显著，服用这几类药物的患者更应该重视在妊娠期的药物浓度检测。

药物浓度检测前需要注意以下几点：

● 需要在服用的抗癫痫发作药物剂量稳定一个月及以上再做检测，这是为了保证检测结果的准确性和更具参考价值。

● 检测当天早上切勿先服药，当采血完毕后及时服用药物避免漏服。对于是否空腹不做强制要求。

● 我们还建议女性癫痫患者在怀孕前和妊娠的早、中、晚期分别进行药物浓度监测，以便调整药物剂量，达到既能良好控制癫痫发作、又不会对宝宝产生不良影响的目的。

患者问

为什么医生让我隔半年就去查一次肝肾功能？

大多数抗癫痫发作药物的代谢和排出主要通过肝脏、肾脏。长期服药会对人体的肝肾造成一定的影响。因此，定期检查肝肾功能是为了及时判断药物是否对肝肾造成了损伤，以便尽早调整药物，必要时做其他相应的处理。

患者问

医生让我在月经期量最大时做妇科 B 超检查及激素检查，为什么？

首先我们来了解一下女性的月经周期变化。月经周期调节是非常复杂的过程，主要涉及下丘脑、垂体和卵巢。下丘脑分泌的激素调节垂体促性腺激素的分泌，从而调控卵巢功能；卵巢分泌的性激素对下丘脑－垂体又有反馈调节作用，形成下丘脑－垂体－卵巢轴。月经周期变化规律如下图。

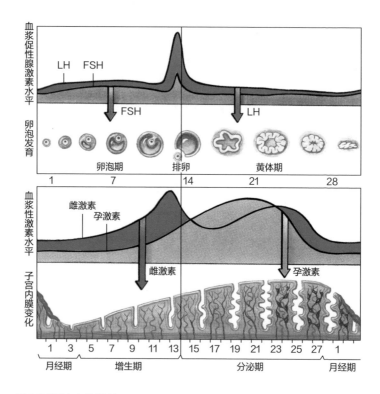

月经周期的变化规律

从图中我们可以清晰地看到，月经第 2～5 天血浆性激素和血浆促性腺激素水平都处于最基础的状态，此时为最佳了解窦卵泡个数的时机。子宫内膜在此时失去性激素的支持，回归基础状态；激素水平在该阶段处于最基础和稳定的水平。这样的"原始"状态比较短暂，即"好朋友"来临的那几天，一般会是第 2～5天。因此，在月经期的第 2～5 天检查，能清楚地通过 B 超和抽血检测了解卵巢的储备功能和激素最基础的水平。

女性癫痫患者备孕期怎样服用抗癫痫发作药物

患者问

抗癫痫发作药物长期服用是否会影响胎儿?

目前，全球已有大量研究在关注孕期使用抗癫痫发作药物对胎儿的影响。总的来说，女性癫痫患者后代畸胎的发生率比正常人群高 2～3 倍。致畸风险高低与是否使用多药治疗、抗癫痫发作药物种类和剂量高低有一定的相关性。妊娠期间使用抗癫痫发作药物的女性癫痫患者的胎儿主要先天畸形总体发生率仅稍高于未使用抗癫痫发作药物的癫痫孕妇（4.2% vs. 3.5%），且以接受多重药物治疗的患者增高为主。此外，抗癫痫发作药物的致畸风险与使用剂量存在相关性，丙戊酸每日总剂量 ≤ 650 mg，主要畸形发生率为 6.3%，超过该剂量则致畸率显著升高，卡马西平和拉莫三嗪的日安全总剂量分别为 700 mg 和 325 mg。

下表（表 8）中列出了常用的抗癫痫发作药物中单药治疗的主要畸形发生率，用药选择最终需要依照医生的建议。

表8 主要抗癫痫发作药物单药治疗时的后代先天畸形发生率

药物品种	先天畸形发生率	先天畸形类型
丙戊酸	10.3%	神经管样缺陷、唇腭裂、心血管和泌尿生殖系统畸形和多发畸形
苯巴比妥	6.5%	心脏、口面部和泌尿生殖系统结构
苯妥英	6.4%	口面裂、心脏畸形和泌尿生殖系统缺陷
卡马西平	5.5%	神经管缺陷
托吡酯	3.9%	唇腭裂，胎儿生长受限和低出生体重
奥卡西平	3.0%*	暂无报道
拉莫三嗪	2.9%*	暂无报道
左乙拉西坦	2.8%*	暂无报道

注：* 与未服用抗癫痫发作药的癫痫孕妇相当。

患者问

患病多年，一直服用丙戊酸钠，癫痫控制好后备孕2年，一直没有成功，是否与我长期服药有关？

不孕是指没有采取任何避孕措施在 12 个月内仍不能受孕。女性不孕可能与排卵功能障碍、输卵管异常、子宫内膜异位症、子宫异常及宫颈因素等多种因素相关。女性癫痫患者不孕的患病率为普通女性的 2 倍（38.4% vs. 15.15%）。

癫痫发作本身及抗癫痫发作药物均可能影响女性的生殖内分泌系统。这是因为癫痫频繁发作可改变下丘脑－垂体－卵巢轴的功能，使女性癫痫患者性激素分泌紊乱，影响生育周期的调节。而长期使用丙戊酸钠的患者多囊卵巢综合征（PCOS）的发生风险可能增加，而 PCOS 是引起女性癫痫患者不孕的主要原因之一。

基于上述的原因，这位患者需要及时前往生殖内分泌专科门诊，请专科医生评估，并完善 PCOS 的相关筛查，看是否存在影响受孕的因素。值得提醒的是，生育是夫妻双方共同的责任，女方接受检查的同时男方也应当完善相应检查。

我服用抗癫痫药已经 4 年，近期出现月经不调，与我服药有没有关系啊？

临床上广泛应用的抗癫痫发作药物，如苯妥英钠、苯巴比妥、卡马西平、丙戊酸钠等药物对血清中性激素均有一定程度的影响。例如苯妥英钠，苯巴比妥、卡马西平为肝药酶诱导剂，可导致雌激素代谢增快；丙戊酸钠长期使用可能影响卵巢功能；目前，左乙拉西坦、拉莫三嗪尚无致女性生殖内分泌紊乱方面的报道。

癫痫本身也有导致女性生殖内分泌紊乱的作用。癫痫发作会改变下丘脑－垂体－性腺轴的激素分泌，造成女性癫痫患者生殖内分泌紊乱，出现月经紊乱等现象。有研究显示，癫痫病程超过 5 年的女性癫痫患者比病程小于 5 年的患者发生生殖激素紊乱的概率大，发作频繁的患者（＞5 次 / 年）比控制良好的患者更容易出现生殖激素紊乱。

此外，长期患病以及生活事件带来的心理压力也可能会对患者内分泌系统产生影响。

可见，该患者近期出现月经不调不能排除与抗癫痫发作药物使用存在相关性，但患者已用抗癫痫发作药物 4 年，癫痫控制良好，近期未更换药物，则药物因素所致可能较小。建议到生殖内分泌科就诊进一步排查相关因素，针对性处理。若确定为抗癫痫发作药物所致，可考虑更换为对生殖内分泌影响较小的药物，观察换药后对月经周期的影响。

患者问

服用抗癫痫发作药物 2 年了，体重一直上涨，是吃药引起的吗？

部分抗癫痫发作药物可能会影响患者的代谢或内分泌系统，在服用过程中确实会导致患者体重增加、肥胖。可能引起体重增加或肥胖的抗癫痫发作药物主要有丙戊酸钠、卡马西平、拉莫三嗪（体重也有下降的可能）、左乙拉西坦（体重也有下降的可能）、奥卡西平。

需要注意的是，引起体重增加的因素很多，包括饮食、运动、精神状态等生理性因素；也有一些疾病，如卵巢囊肿、激素水平分泌异常、肾脏疾病等，甚至其他药物的使用（如激素），也可导致体重增长。

建议患者首先控制饮食，适量运动，监测体重，若体重过快过多增长，除了到癫痫专科门诊排查，也应到内分泌科就诊排查导致体重增加的原因。

患者问

我服用的这种药医生说对胎儿没有危险，但我再次确认是否可以保证胎儿不会有畸形时，医生却说他不能保证，我不能理解这是什么原因？

可以引起胎儿出现畸形的原因有很多，怀孕时癫痫发作、妊娠期感染、遗传因素和环境因素等，药物只是导致胎儿畸形的因素之一，药物剂量的大小、使用药物种类的多少也都与胎儿畸形相关。

目前的研究显示，丙戊酸钠是引起宝宝畸形风险最高的抗癫痫发作药物，其次为苯妥英钠、苯巴比妥、托吡酯，而拉莫三嗪、左乙拉西坦、奥卡西平和卡马西平是相对比较安全的几种抗癫痫发作药物。因此，妊娠期推荐使用拉莫三嗪、左乙拉西坦、奥卡西平这些相对比较安全的抗癫痫发作药物，但是如果药物控制效果不佳，患者出现了频繁发作，仍然不能保证胎儿不会发生畸形。

女性癫痫患者更容易流产吗

患者问

我已经 3 年没有再发作过，自行停药一年后成功自然受孕，但胎儿 50 多天的时候检查没有胎心，想知道是否跟我既往患过癫痫有关系？

胚胎停育是指胚胎及胎儿已死亡滞留宫腔内未能及时自然排出，属于自然流产的一种。自然流产是妊娠早期的最常见并发症，其发生率随着孕龄的增加而降低。自然流产或胚胎停育都与癫痫病史之间没有明确的关系。

自然流产的危险因素有高龄、既往自然流产史、吸烟、饮酒、非甾体类药物使用（如布洛芬、对乙酰氨基酚、塞来昔布等镇痛、解热抗炎药物都属于这个范畴）、母亲体重过轻或过重、发热、妊娠期血压升高、多种病原体（如单核细胞增多性李斯特菌、刚地弓形虫、细小病毒 B19、风疹、单纯疱疹、巨细胞病毒及淋巴细胞性脉络丛脑膜炎病毒）的母体急性感染等。

其中，高龄是健康女性发生自然流产的最重要危险因素。根据既往临床数据统计，年龄与自然流产的发生率如下表（表9）。

表9　年龄与自然流产的发生率

年龄分布	流产发生率
20～30 岁	9%～17%
31～35 岁	20%
36～40 岁	40%
41～45 岁	80%

既往有流产史也是再次妊娠发生流产的危险因素。发生1次自然流产后，将来妊娠的自然流产风险约为 20%，连续 2 次自然流产后为 28%，连续 3 次或以上自然流产后为43%。而初次妊娠女性或既往妊娠成功的女性自然流产发生率仅为 5%。

备孕期间就要注意消除上述的危险因素，同时要对自然流产常见的一些病因进行筛查，如自然流产的最常见原因为胚胎染色体异常或暴露于致畸物。染色体异常引起的自然流产约占总数的 50%。大多数胚胎染色体异常以新发病例出现，极少数是遗传自可能存在染色体平衡异位的父方或母方。

胎停的原因也有很多，除了胚胎染色体异常，母亲的激素水平异常、甲状腺功能异常、子宫结构异常、免疫异常、血栓前状态、子宫内膜因素等都是重要的需要筛查的病因，当然，也有一部分患者找不到流产的原因。

这位患者 3 年来癫痫未发作，未服药，故考虑此次流产和癫痫无明确关系，胚胎停育还得考虑上述这些因素。建议该患者到妇产科和产前诊断科进行相关的检查和咨询明确原因，为下次妊娠作好准备。

患者问

我有过一次妊娠，但在 28 周 +3 天时因羊水少，B 超查胎儿心脏发育不全，染色体还有一项重复，终止了妊娠，现在我都有心理阴影了，是因为癫痫才会这么不顺利吗？

首先要检查患者本人和配偶是否也存在同样的染色体重

复。如双方均没有，说明该染色体重复是胎儿新发生的。而胎儿心脏发育不全很可能与该染色体重复有关，与癫痫关系不大。所以不用担心之后的怀孕，就按照癫痫专科医生和产科医生的共同指导正常怀孕就可以了。

女性癫痫患者流产后多久才可以再怀孕

距离上次流产已经 1 年多了，我能再怀孕吗？

研究显示，自然流产后希望受孕的夫妻遵循 6 个月或以上再妊娠，并未降低早产率、流产率的发生率。因此，推荐流产后月经复潮 2 ~ 3 次即可开始备孕。

在备孕前建议进行孕前检查，糖尿病、甲状腺疾病的患者，需将血糖和甲状腺功能调整至最佳受孕状态；若女性癫痫患者之前反复出现自然流产 3 次以上，建议夫妻双方进行染色体检查。再次受孕以前，做好上述检查，避免再次流产。

女性癫痫患者在哪些情况下可以考虑做试管婴儿

备孕多久没有成功需要去医院检查？应该去哪个科室检查？

规律的性生活，备孕一年未成功，建议到医院进行不孕检查，应该到可以看不孕门诊的生殖医学科或生殖内分泌科就诊。

女性不孕病因中，输卵管因素占第一位，高达25%～35%。输卵管造影检查输卵管是否通畅，如果有阻塞，此检查也方便医生看清位置并找到解决方案；同时进行卵巢功能评估及排卵监测，通过月经第2～3天性激素及基础卵泡检查了解卵巢功能；必要时可通过基础体温或超声下监测卵泡发育情况，判别排卵是否正常，根据排卵时间指导同房，增加受孕概率；另外，还应该接受超声检查了解是否有子宫肌瘤、卵巢囊肿、子宫内膜息肉、多囊卵巢等可能影响受孕的因素。

我已有癫痫病史 5 年了，通过药物治疗控制较好未发作，但怀孕没有成功，是否可以做试管婴儿？

如果夫妻双方有正常性生活，未避孕一年未孕，建议到医院做不孕的相关检查，若是检查出相应的问题，则可以通过试管婴儿来怀孕。目前，试管婴儿技术总共有三代，分别适合不同的不孕情况：

若是女方输卵管异常，无法自然受孕，可以通过一代试管怀孕；

若是男方精液严重异常，影响受精，可以通过二代试管怀孕；

若是夫妻双方有染色体异常或是携带了单基因遗传病，可以通过三代试管怀孕。

患者问

我和丈夫商量后决定做试管婴儿，有哪些需要提前注意的呢？

如果确实有做试管婴儿的指征，那首先夫妻双方需要到有生殖医学专科的医院进行全面的身体检查，包括双方染色体。女方需要进行妇科 B 超、心电图、胸片、宫颈癌筛查、白带常规、血常规、血型、凝血、肝肾功能、衣原体、小便常规、TORCH、输血前全套等检查；男方需要做精液常规、血型、输血前全套等检查。如果所有的检查都没有发现异常，夫妻双方就可以携带双方的身份证和结婚证来医院进行签字建档，然后就可以开始进行促排卵治疗。

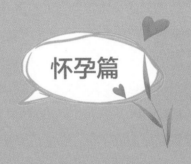

怀孕篇

女性癫痫患者孕期能坐飞机吗

患者问

我已经孕 26 周，还可以坐飞机吗？

如果没有产科或内科合并症，孕期偶尔乘机出行是安全的。对于产检正常的女性其坐飞机的重点问题在于孕周数，目前发现大多数孕妇发生产科急症主要集中在孕早期或孕晚期。因此，孕中期，即怀孕的 14～28 周左右，是整个孕期中最安全的出行时间。部分孕妇可能会担心飞机出行存在辐射，但目前发现噪声、震动和宇宙辐射对偶然乘机出行的孕妇造成的风险可以忽略不计，即使是乘坐最远的洲际航线，所接受的辐射剂量也不超过既往指南建议上限的 15%。但是，不建议具有产科或内科合并症的孕妇乘机出行，存在加重并发症的危险。

孕期乘坐飞机需要注意以下几点：

● 飞行时间最好＜4 小时，尽量选择短途、低纬度、低飞行高度的航线。在无法避免的中长程飞行（＞4 小时）中可以考虑使用弹力袜预防血栓形成。

● 选择靠近过道的座位或者商务座位，在保证安全允许的情况下方便腿部活动，避免下肢水肿和静脉血栓形成。

● 安全带系在腰部，即在隆起的腹部以下、大腿以上的位置，这样可以避免安全带对孕肚的压迫。

● 随身携带孕检材料，若遇到紧急情况以便医疗求助。

需要提醒大家，若已经临近生产期则最好不要乘坐飞机，避免不必要的意外情况。

女性癫痫患者孕期能去高原吗

患者问

我怀孕 3 个月，想去海拔 3 000 米的高原旅游，可以去吗？

高海拔地区空气稀薄，氧气的含量不足，如果生活在平原地区的孕妇到了高原在身体上通常会不适应。而且在妊娠期，孕妇的抵抗力下降，容易出现严重的反应。不建议女性在妊娠期间去高原地区。

若有特殊原因必须在妊娠时前往高原，则需要注意以下几点：

● 尽量选择孕中期出行，即孕 14 周~孕 28 周，该时期孕妇情况稳定，风险相对较小。

● 保证足够的水分摄入，避免脱水。

● 准备好氧气瓶。

● 预防跌倒。高海拔地区可能会因体重增加、身体重心改变和关节松弛而导致跌倒风险增加；加之高海拔可能引发头晕、头痛、心慌、气紧的症状，更易发生晕厥倒地。

如果已经存在下列情况，则禁止前往高原旅行：

● 孕早期和孕晚期。孕早期，即孕 12 周及以前，这段时间是胚胎发育的关键时期，长途旅行、劳累、高原环境等会增加流产的风险；孕晚期，即孕 37 周及以后，产妇此时随时都要做好生产的准备，前往高海拔地区，增加生产过程中的不可控风险因素。

● 妊娠高血压疾病。

● 孕妇患心肺功能不全。

● 慢性高血压或其他可能增加先兆子痫风险的因素。

● 胎盘早剥、血栓形成，胎盘功能不全，胎儿宫内发育迟缓、贫血等妊娠并发症。

● 既往有自然流产史。

女性癫痫患者孕期癫痫发作该怎么办

患者问

我怀孕前已经有 3 年未发作了，但在孕 2 月时出现了一次发作，怀孕会加重癫痫发作吗？

大多数患者孕期癫痫发作频率并不会增加。导致孕期癫痫发作增加的因素可能有：

● 妊娠晚期、分娩和产后缺乏睡眠。

● 感到压力和焦虑。

● 性激素变化。

● 因为妊娠剧吐或者生理变化导致的抗癫痫发作药物血浆浓度下降。

● 母亲因为担心胎儿发育或致畸而停药或减药。

因此，这就需要女性癫痫患者在孕期规律生活，舒缓情绪，避免睡眠减少，定期根据药物浓度波动变化进行抗癫痫发作药物剂量的调整，尽量避免孕期发作加重。同时家属做好后勤工作，从生活和精神上均给予患者细致的照顾和绝对的支持。

患者问

我在孕 4 月时出现了意识丧失、四肢抽搐，持续时间 1 分钟左右，这会对胎儿有影响吗？

癫痫发作可导致溺水、机动车事故和跌倒，从而对患者和胎儿造成伤害；腹部创伤可导致胎膜破裂，进而出现感染和早产；全身强直 - 阵挛发作与缺氧和乳酸酸中毒有关，在怀孕期间通过胎盘转移到胎儿，并可能导致窒息。因此，建议该患者到产科随访，完善胎儿常规超声检查，定期进行产检，并及时调整抗癫痫发作药物的剂量来更好地控制癫痫。

患者问

意外发现已孕 9 周，上次发作是 4 个月前，我还需要到医院调药吗？

妊娠中是否需要调整药物是取决于妊娠时癫痫的控制情况和妊娠时患者的身体状况。当出现以下情况时需要在专科医生指导下调整用药，如孕期发作为全面强直阵挛；或者是服用拉莫三嗪、左乙拉西坦和奥卡西平等这类在孕期血药浓度会有明显波动的抗癫痫发作药物；或者发生妊娠剧吐时。

女性癫痫患者孕期该怎样调整抗癫痫发作药物

患者问

一直吃奥卡西平治疗，癫痫控制未发作，最近有怀孕计划，病友告诉我她自己跟医生说了打算备孕后她的医生便让她改服左乙拉西坦，说对胎儿影响小，那我是否也有必要和她一样调整用药？

在疾病治疗过程中，患者经常会有相互比较病情的心理，喜欢不自觉地参照他人的治疗情况，这位患者便是想"依葫芦画瓢"。但治病不同于复制粘贴，药物调整需要结合自己的实际情况。

在常用的抗癫痫发作药物中，服用奥卡西平、拉莫三嗪和左乙拉西坦后代发生先天畸形的概率均较低。研究表明，普通人群中，先天畸形发生的概率约为 1%～3%，详见下表（表 10）。

表 10　三种抗癫痫发作药物的先天畸形发生率

药物名称	先天畸形发生率（样本数）
奥卡西平	2.2%（4/182）～3.0%（10/333）
左乙拉西坦	0.7%（2/304）～2.8%（17/599）
拉莫三嗪	2.0%（31/1 562）～2.9%（74/2 514）

因此，该患者服用奥卡西平对胎儿也是较为安全的。同时，该药对患者的癫痫发作控制较好，不建议调整药物了。

女性癫痫患者孕期检查有何特殊性

患者问

我的产检项目是否需要有特殊项目呢？

结合女性癫痫患者的病史，我们有如下建议。

● 癫痫孕妇每 2～3 个月进行癫痫门诊随访，动态评估患者的癫痫发作情况，依据孕前或孕早期抗癫痫发作药物血药浓度基线值，及时调整药物剂量或联合治疗。对于服用拉莫三嗪的孕妇，建议每月监测血药浓度。

● 妊娠期间出现抑郁、焦虑等精神心理症状，应请精神心理科医生进行早期干预。

● 由于胎儿畸形的风险增加，建议在妊娠 18～20 周期间，对胎儿进行超声检查，可及时发现重大心脏畸形和神经管缺陷，结合孕妇的血清甲胎蛋白测定，神经管缺陷的检出率能达到 94%～100%。

● 与无癫痫的女性相比，患癫痫孕妇自然流产、早产、产前产后出血、引产、剖宫产、胎儿生长受限的概率增加，且更容易生产低胎龄儿。因此，在孕 28 周后，建议密切监测胎儿健康状况，定期进行胎儿生长评估。胎儿生长评估包括检测孕妇宫高腹围的增长、彩超对胎儿生长径线的测量、胎儿血流动力学的监测等。如果发现胎儿异常，建议咨询产科医生和新生儿科医生，以确定妊娠期间和产后的治疗方案。

患者问

胎监主要是监测什么呢？一般要孕期多少周才开始做胎监？

电子胎心监护简称胎监，是通过连续观察胎心及其与胎动和宫缩的关系，评估胎儿宫内安危情况的一种方法。电子胎心监护仪以图像的形式连续记录胎心率。原理是在母亲腹部放置小型多普勒超声设备，设备发射超声束，超声束集中在胎儿心脏，以此来检测胎心率。床旁胎心监护仪可解读此多普勒信号，从而反映胎儿心脏运动情况。

在产前胎监中，通常会采用无应激试验（nonstress test, NST）和宫缩应激试验（contraction stress test, CST）两种方法来识别有缺氧性损伤或死亡风险的胎儿，并尽可能采取干预措施来预防这些不良结局。

无应激试验

无应激试验是指在没有宫缩及其他外界负荷刺激情况下，观察胎动后胎心率变化的试验，用于评估胎儿在母体内是否健康。其评估具体方法为准妈妈选取半卧位或是坐位，自己觉得舒服的体位进行胎心监护 20 分钟。如果 20 分钟内胎动次数 ≥ 2 次，每次胎动时胎心加速 ≥ 15 bpm，持续 ≥ 15 秒，并且未出现异常频繁的宫缩，则说明宝宝在子宫内非常健康。试验结果通常以：NST（+）表示正常，NST（-）表示异常。

NST 是产前胎儿评估最常用的胎心宫缩监护方法。该检测无创，无直接损伤母亲和胎儿的风险，可用于任何可以使用电子胎心监护仪的场所。当您的试验报告为 NST（-）时，其可能的原因包括：胎儿未成熟、胎儿处于睡眠中、胎儿神经系统或心脏异常、胎儿脓毒症、母亲吸烟或母亲摄入了影响胎儿心脏的药物。胎儿睡觉也是导致 NST 异常的常见良性原因之一。因此当出现 NST 异常时不用惊慌，医生会根据您的孕周做出确认判断并做相应处理。

宫缩应激试验

宫缩应激试验（CST）可通过宫缩时胎心率的变化了解胎盘的功能及胎儿对宫缩时一过性缺氧的耐受能力，从而判断胎儿的安危，是产时常用的监测方法之一。试验过程通常持续为 20 分钟。

若在产检过程中，医生评估胎儿死亡风险升高，且胎龄足够大，可以考虑通过分娩来改善妊娠期结局，此时则会用 NST 和 CST 评估。胎儿神经系统应成熟到可以完成胎心率加速才可使用 NST（通常胎龄不早于 26 周）。检测频率常常一周 1 次，但在部分高危情况中可一周 2 次或多次。

我现在 35 岁，孕 29 周，医生说我是高龄产妇建议做羊水穿刺，但又说了很多风险，我很纠结到底要不要做？

羊水穿刺又叫羊膜穿刺术，是用穿刺针经腹部进入宫腔抽取羊水的技术。可通过对羊水的实验室检查来评估胎儿的健康状况，因为羊水主要由胎儿成分构成，包括尿液、分泌物、脱落细胞以及漏出液。羊水穿刺是最常见的产前遗传检测，可以用于包括（但不限于）评估胎儿感染、溶血性贫血的严重程度、血型或血小板情况、异常血红蛋白病和神经管缺陷。

做羊水穿刺时患者需要留心的注意事项。

● 排空膀胱，这是为了避免穿刺时膀胱会妨碍穿刺路径。

● 切勿随意乱动，这是为了避免消毒区域被污染。

● 会有两次疼痛感，一次发生于穿刺皮肤时，另外一次发生在穿刺针穿过子宫肌肉时。

羊水穿刺有风险，主要并发症是胎膜破裂、直接的胎儿损伤、间接的胎儿损伤、感染和胎儿丢失。羊水穿刺对胎儿损伤包括致命性失血、皮肤凹痕、眼损伤以及颅内和肠异常。但在超声引导下进行羊水穿刺时，很少发生穿刺针直接损伤胎儿的情况。在进行羊水穿刺时有可能发生母婴传播疾病，如肝炎病毒、巨细胞病毒、弓形虫和人类免疫缺陷病毒等感染，但研究显示，与未进行羊水穿刺的胎儿的患病率并无差异。羊水穿刺导致的自发性胎儿丢失率为0.06%～1.0%。大多数胎儿丢失在羊水穿刺后4周才发生。

在避免发生出生缺陷，减轻家庭及社会负担这个层面来说，在有指征时，进行羊水穿刺，对母婴的影响是利大于弊的。

患者问

孕期的B超检查可以检测什么？为什么癫痫专科医生特别提醒我孕期做胎儿B超时要查脐带血流？

B超检查在早期可以了解孕囊的大小，胎芽的大小，是否有胎心，孕囊的位置，宫腔是否有出血，是否是宫外孕等；中晚期可以了解胎儿生长的情况，胎儿是否有畸形，胎心的次数，胎盘的位置形态有无异常，脐带、羊水有无异常。

孕期做胎儿超声检查脐带血流主要是为了判断胎儿在宫

内有无缺氧或发育迟缓的问题。如果胎儿有染色体异常疾病、先天畸形等情况，脐带血流有时可表现异常；异常的脐带血流还可能跟胎盘的发育缺陷、组织学异常有关。正常值与怀孕的周数有关，主要有三项，以 S/D 值为主要指标，多以妊娠晚期 S/D 值小于或等于 3.0 作为正常值。有条件的情况下，都建议做此项检查。

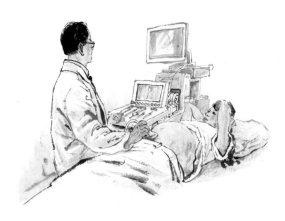

女性癫痫患者在孕期接受产科 B 超检查

　　医生让我在孕 12 周左右去医院做 NT 检查，这个检查是什么？有必要做吗？

NT 检查又称颈后透明带扫描，是通过经腹部或经阴道超声测量完成。孕 11 ~ 13 周 +6 时胎儿颈后皮下积液会形成一条无回声带，可通过超声检查识别征象。测量这条透明带的厚薄程度是筛查胎儿异常的重要指标。对女性癫痫患者而言，NT 检查能帮助早期筛查胎儿情况，是非常必要的产检之一。

NT 越厚，胎儿染色体异常的风险越大，罹患染色体疾病的风险增加：如 21、18 和 13- 三体综合征，以及 Turner 综合征、三倍体、微缺失 / 微重复综合征等。此外 NT 增厚的胎儿结构畸形的风险增加：如先天性心脏病、骨骼发育不良、膈疝等结构异常，胎儿发生重大结构畸形的风险为 7.3%；NT 增厚的胎儿宫内感染的风险相对增加：NT 增厚的胎儿中，1.5% 的孕妇有近期感染的证据。某些单基因病，亦可出现 NT 增厚。当超声发现胎儿 NT 增厚，应遵循医生建议进一步完善产前诊断，排除合并的其他结构异常和染色体疾病等。

女性癫痫患者如何应对孕期可能的风险

患者问

女性癫痫患者孕期有哪些常见并发症需要注意？

大多数女性癫痫患者妊娠不会出现并发症，但出现以下（表11）并发症的风险较普通女性高。

表 11　女性癫痫患者孕期常见并发症列举

并发症	说明
孕产妇死亡	癫痫合并妊娠的女性在妊娠期的死亡率约增至10倍，风险因素的增加与女性癫痫患者的基础疾病、癫痫发作相关并发症有关
胎死宫内或死产	较正常孕妇发生率增加，但机制尚不明确
早产	抗癫痫发作药物的使用可增加早产的风险
剖宫产率上升	这几项并发症的风险增幅相对较小（即预期发生率的 1 ~ 1.5 倍）
妊娠高血压疾病	
产前、产后出血	
胎儿生长受限	

并发症	说明
癫痫发作对胎儿的影响	除服用抗癫痫发作药物对胎儿的影响外，母体癫痫发作，尤其是全面强直－阵挛性癫痫发作可导致缺氧和乳酸酸中毒，后者可通过胎盘转运危害胎儿。母体缺氧、胎盘血流量减少或发作后呼吸暂停可能会引起胎儿缺氧。母亲癫痫发作的其他风险包括癫痫发作时母体创伤导致胎儿损伤、胎盘早剥或流产
抗癫痫发作药物暴露	胎儿畸形风险增加，最常见的严重畸形是神经管缺陷、先天性心脏病和泌尿道缺陷、骨骼畸形和唇腭裂

患者问

胎儿畸形会有哪些情况？与服用抗癫痫发作药物有关吗？

女性癫痫患者的后代最常出现的先天畸形包括先天性心脏病、尿道下裂、肾脏畸形和神经管缺陷，还可出现腹疝、唇腭裂、骨骼畸形等情况。目前的研究提示，这些畸形主要与服用致畸风险高的抗癫痫发作药物有关（如丙戊酸钠、苯妥英钠、托吡酯等），此外，怀孕时癫痫发作、抗癫痫发作药物的剂量、家族先天畸形史也和后代先天畸形有关。

● 先天性心脏病是先天性畸形中最常见的一类，约占各种先天畸形的 28%，占出生活婴的 0.4%～1%。先天性心脏病包括上百种具体分型，可以同时合并多种畸形，症状千差万别，轻者可以终身无症状，重者出生即出现严重症状如缺氧、休克甚至夭折。少部分先天性心脏病患者在 5 岁前有自愈的机会，另外有少部分患者畸形轻微、对循环功能无明显影响，而无须任何治疗，但大多数患者需手术治疗校正畸形。目前，多数患者如及时手术治疗，可以恢复正常，生长发育不受影响，并能胜任普通的工作、学习和生活。胎儿的心脏发育集中在孕 5～8 周，因此做好充分的备孕准备，在孕早期保持心情愉快并注意安全防护避免感冒或服用其他药物，为胚胎发育提供优质的环境。

● 尿道下裂是小儿泌尿系统中的常见畸形，是一种男性尿道开口位置异常的先天缺陷，国外报道发病率较高，125～250 个出生男婴中即有 1 个尿道下裂。针对尿道下裂，目前无明确预防的方法及药物。因此，这需要女性在备孕期和妊娠期进行科学的保健和规律的产前检查，有助于该疾病的早期发现和治疗。

● 神经管缺陷是一种严重的畸形疾病，主要表现为无脑儿、脑膨出、脑脊髓膜膨出、脊柱裂/隐性脊柱裂等。我国神经管畸形发生率约为 2.74‰，而且北方较南方高，农村较城市高，秋冬季出生的婴儿较春夏季出生的发生率高。神经系统的发育最早始于胚胎的第 15 ~ 17 日，至胚胎 22 日左右，神经管逐步形成，其前端称为神经管前孔，尾端称为神经管后孔，并在胚胎 26 日左右，前孔及后孔相继关闭。可见孕早期对于胎儿神经发育非常的关键。在孕早期应及时补充维生素 B_{12} 和叶酸，若有妊娠剧吐也需要及时纠正电解质失衡避免酮症，从而避免影响神经系统发育。

● 唇腭裂是口腔颌面部最常见的先天性畸形，平均每 600 ~ 1 000 个婴儿中就有 1 个患唇腭裂。唇腭裂不仅严重影响面部美观，还因口、鼻腔相通，直接影响发育，经常招致上呼吸道感染，并发中耳炎。小孩因吮奶困难导致明显营养不良，给儿童和家长心理造成严重的创伤。唇腭裂的治疗是一项系统性治疗，需要口腔科、整形外科、儿科以至心理医师的通力合作。单侧唇腭裂最佳手术时间为出生后 3 个月，双侧唇腭裂为出生后 12 个月。唇裂术后往往伴有不同程度鼻畸形，即裂侧鼻孔扁平、塌陷、鼻尖歪等，应在 8 岁时做鼻畸形矫正术。另外，唇腭裂小孩常有上颌牙齿排列不齐，出现反颌即地包天，应在 12 岁左右进行牙齿正畸治疗。家长在配合治疗的同时，要做好患儿的喂养、语音训练以及心理矫治，这三方面的配合对治疗唇腭裂的孩子来说缺一不可。

以上常见的畸形易发生在孕前三个月，若孕前三个月没有正规用药，可能会增加胎儿神经发育畸形的风险。我们建议有生育需求的患者尽早前往癫痫专科门诊咨询用药，并服用叶酸，同时做好备孕期检查。

患者问

死产是怎么回事？是不是女性癫痫患者容易发生？

死产是指妊娠满 28 周及以上或出生体重达 1 000 克及以上的胎儿在妈妈分娩的过程中死亡。由于妊娠期女性癫痫患者容易合并妊娠高血压、感染、胎盘早剥等并发症，而这些都可能是导致死产的危险因素。正因如此，我们建议女性癫痫患者重视妊娠期间的产检，定期筛查胎儿健康情况。同时，在妊娠期应做好抗癫痫发作药物的血药浓度监测，在癫痫专科医生的指导下合理调整抗癫痫发作药物。

患者问

我在孕 26 周时查出贫血，该怎么办？

贫血是指外周血中红细胞减少，随着红细胞的减少无法对组织器官充分供氧，从而导致头晕、乏力、易疲劳的症状。孕妇缺铁性贫血患病率为 19.1%，可发生在妊娠早、中、晚期。既往有缺铁史、糖尿病、吸烟、HIV 感染、炎症性肠病、生产史（尤其是两次妊娠间隔＜6个月）、子宫异常出血史、体重低下或肥胖、素食主义等女性癫痫患者更容易在妊娠期发生缺铁性贫血。其严重程度可分为轻、中、重和极重。妊娠缺铁性贫血会严重危害母亲和孩子的健康，必须予以重视和进行预防干预。

轻度和中度贫血者以口服铁剂治疗为主，并改善饮食，进食富含铁的食物。重度贫血者口服铁剂或注射铁剂治疗，还可少量多次输注浓缩红细胞。极重度贫血者需要输注浓缩红细胞，待血红蛋白达到70克/升、症状改善后，可改为口服铁剂或注射铁剂治疗。治疗至血红蛋白恢复正常后，应继续口服铁剂3~6个月或至产后3个月。

膳食与贫血

膳食中含血红素铁的食物有红肉类、鱼类及禽类等。另外，水果、土豆、绿叶蔬菜、菜花、胡萝卜和白菜等含维生素C的食物可促进铁吸收。然而牛奶及奶制品可抑制铁吸收，其他抑制铁吸收的食物还包括谷物麸皮、高精面粉、豆类、坚果、茶、咖啡、可可等。所以，喝牛奶和食用奶制品时需要与富含血红素铁的食物相间隔，避免影响铁的吸收。也提醒大家在孕期尽量避免饮用茶、咖啡、可可巧克力。

对于口服铁剂则建议在进食前 1 小时口服，可以与维生素 C 共同服用，以增加吸收率；同时需要避免与其他药物同时服用。

我在孕期被查出有地中海贫血，是癫痫引起的吗？

地中海贫血（简称地贫）属于一种遗传性贫血，与癫痫没有直接关系，但应该重视。地中海贫血根据疾病的严重程度可分为轻、中、重三度。其中轻度患者除贫血外没有特殊症状，往往在体检时才发现。也正因为轻度的地中海贫血不易发现，2018 年孕期保健指南已经把地中海贫血基因检测作为孕期必查项目。

地贫基因携带者在妊娠时，贫血程度会加重，还会导致与贫血相关的产科合并症与并发症的发生风险增加。配偶也应进行地中海贫血基因检测，当夫妻双方均为同型地中海贫血基因携带者时，生育重度地贫患儿的风险增加。我们建议这部分人群应在妊娠前或妊娠早期转诊至有产前诊断资质的医院进行遗传咨询，有必要时可以在妊娠期进行胚胎植入前遗传学诊断，或在自然妊娠后尽早进行产前诊断。

同时，建议地贫患者在计划妊娠前 3 个月开始补充叶酸

5毫克/天；地贫合并缺铁性贫血患者，同时补充铁剂；对于轻度地贫患者可以定期复查血常规；中度和重度地贫患者孕期并发严重贫血时可予以输血治疗，同时做好深静脉血栓的风险评估和预防；对于患重度地贫的孕妇要评估糖代谢、甲状腺和心脏功能。

患者问

我孕30周时查出来有妊娠糖尿病，这是抗癫痫发作药引起的吗？

妊娠糖尿病是妊娠过程中最常见的并发症之一，我国1%～5%的女性在妊娠期会发生糖尿病。妊娠糖尿病对孕妇及胎儿都有不同程度的不利影响，如难产发生率、流产率会增高，更易发生酮症酸中毒，巨大儿和畸形儿出生概率会增加等。导致妊娠糖尿病的危险因素也有很多：种族、糖尿病家族史、体重过重、高龄生产、既往妊娠糖尿病史、代谢障碍、多胎妊娠等。不过患上妊娠糖尿病也不必太过担忧。大部分妊娠糖尿病都可以通过合理膳食、控制体重得到改善。

目前的临床数据显示，抗癫痫发作药物不会增加妊娠糖尿病发生风险。对于高风险的女性癫痫患者，可以通过减轻体重、适当锻炼、采取健康膳食和戒烟等健康行为来预防妊娠糖尿病的发生。研究已表明，食用低糖水果、蔬菜、全谷类和鱼肉、红肉就可以降低妊娠糖尿病的发生风险。

患者问

　　孕期阴道出血是怎么回事，是否女性癫痫患者发生阴道出血的风险会更高？

　　孕期阴道出血会发生在妊娠期各阶段。孕早期（12 周及以前）的阴道出血又称为先兆流产，孕妇会感到腹部疼痛。该阶段的出血大多会自行停止，经医生评估后大部分可以继续妊娠。也有部分出血没有被及时纠正，最终会发生自然流产。中期妊娠（14 ~ 27 周[+6]）和晚期妊娠（28 周至分娩）较少发生阴道出血。

　　未足月前的阴道出血可能和宫颈机能不全、自然流产、前置胎盘、胎盘早剥、子宫破裂、前置血管等有关系。但也需注意排查宫颈、阴道或子宫病变（如息肉、炎症 / 感染、滋养细胞疾病）和非输卵管性异位妊娠。足月后的阴道出血，大部分和见红、即将临产有关，但也需注意排查其他异常的阴道出血，比如前置胎盘、胎盘早剥等。

　　目前的临床研究暂未发现抗癫痫发作药物与孕期阴道流血有直接联系。

　　女性癫痫患者在妊娠前应做好充分备孕准备，通过 B 超及宫颈检查排除可能的病变风险，妊娠阶段避免过度劳累以及强度过大的运动。若出现阴道出血或腹痛时，应尽量平躺或卧床休息，并尽快前往医院就诊。

患者问

孕期"感冒"了怎么办？

怀胎十月，经历三季，非常不易。这期间，呼吸道感染是最常见的合并症，就是我们常说的"感冒"。大多数急性呼吸道感染，包括急性无并发症性支气管炎、咽炎、鼻炎、鼻窦炎及普通感冒等，具有自限性，无须抗生素治疗，通常会在 10 日内缓解消退。当孕妇只是有轻微的头晕头痛、鼻塞流涕、口干咽痛等症状，可以居家休息，增加温水饮用量，清淡饮食，热水泡脚来缓解不适。但若有体温增高，超过 38℃，全身乏力、食欲减退、甚至出现呕吐腹泻、反复咳嗽、失去味觉等症状需要及时前往医院发热门诊或呼吸专科就诊。

女性癫痫患者中部分患者易在免疫力降低时癫痫发作，因此，当患"感冒"时，孕妇自己要注意休息，避免外出活动，家人也应当多关心患者，避免出现癫痫发作后倒地受伤等意外情况。此外，孕妇需养成良好的个人卫生习惯，勤洗手，出门戴好口罩，不去人多拥挤的地方，保持家中空气流通。

患者问

从 18 周的时候开始，晚上睡觉就有腿抽筋的情况，查血结果显示血钙浓度低，是服用抗癫痫发作药物引起的吗？

"腿抽筋"的学名叫肌肉痉挛，是一种肌肉自发的强直性收缩，一般多发于小腿的肌肉。常在夜间熟睡时发生肌肉痉挛，有时持续时间可达几分钟，甚至反复发作影响睡眠。导致"腿抽筋"的原因较多，剧烈运动、出汗过多、疲劳过度、寒冷刺激、睡眠不良、某些疾病和药物等都会造成，但孕期特别明显，是因为孕期随着新陈代谢率的加快，胎儿对钙的摄取逐渐增多，母体对钙的需要量也相应增加。

除了缺钙会造成"腿抽筋"，有些疾病也会有这样的表现，如多种肌肉病、外周神经病、尿毒症、糖尿病、甲状腺疾病、低镁、低钾等。甚至服用某些药物也会诱发"腿抽筋"，这些药物包括激素类、吗啡、西咪替丁、利尿剂、尼莫地平等。目前，孕期应用的抗癫痫发作药物尚无研究显示会导致孕期低钙。

为了预防肌肉痉挛的发生，可采取以下措施。

● 防寒保暖。在入睡前可洗热水澡或者用热水泡脚，促进血液循环。

● 适度补充营养。多食用牛奶、豆制品、虾皮等含钙量高的食物，以及含有较多维生素 E、镁、钾的食物，改善肌肉营养，促进肌肉血液循环及代谢，使肌纤维兴奋趋于正常。

● 科学的体育锻炼。要保持劳逸结合，不要过度运动导致疲劳，活动后应适度补水。

● 对小腿肌肉进行按摩，促进局部血液循环等。

女性癫痫患者生产时有什么需要注意的吗

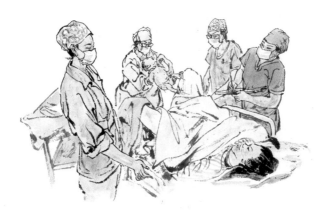

女性癫痫患者也可以顺产

癫痫患者应该选择顺产还是剖宫产？

女性癫痫患者的生产方式在国内外指南中都是推荐顺产，而且绝大多数女性癫痫患者都可以经阴道顺产。癫痫控制良好且没有剖宫产指征时都优先考虑顺产，只是对癫痫发作频繁和癫痫持续状态风险高的少数孕妇，可考虑剖宫产。

很多癫痫患者及家属是担心分娩时疼痛会诱发癫痫发作，但实际的临床数据表明，分娩时癫痫发作的可能性很低，仅占 1% ~ 2%。

剖宫产有哪些弊端

剖宫产存在很多弊端，比如，剖宫产分娩出生的足月新生儿，没有经过产道挤压，肺液排出相对不足，尤其是无医学指征的自行选择性剖宫产儿，与产程发动后分娩的新生儿比较，更是缺乏儿茶酚胺应激分泌反应，更易在出生后合并新生儿呼吸窘迫综合征。另外，经剖宫产分娩的新生儿微生物暴露情况与经阴道分娩的新生儿存在不同，也是新生儿暂时性呼吸增快及呼吸窘迫综合征的发病率增加的可能原因。

我们可以通过一系列方法来最大限度地减少分娩过程中癫痫发作的诱发因素。如在试产过程中，孕妇应放松心态，配合接生医务人员，避免过度通气，避免疲乏劳累；注意产程过程中的液体补充，避免脱水；可考虑在产程进展过程中进行分娩镇痛，减轻疼痛，避免诱发癫痫发作。如果分娩时出现癫痫持续状态，医生通常会应用药物尽早终止发作，通常首选苯二氮䓬类，若胎心率在 5 分钟内未恢复或者癫痫再次发作，会考虑加快产程，必要时紧急剖宫产。即便是剖宫产，椎管内麻醉的方式也不会使麻醉药物进入静脉血，不必担心麻醉药物对胎儿的影响。

准妈妈们在生产前需要跟自己的产科医生充分地沟通，告知癫痫病史的实际情况，信任医生，配合医生。了解如果生产过程中出现癫痫发作医生会采取的措施，为顺利生产增加信心。当然，选择在大型的综合医院生产也是有必要的，硬件设施和软件设施齐备，也能为生产增加勇气。

我听说患有癫痫的孕妇大都等不到 40 周，好多都提前生产了，真是这样吗？

只要孕期癫痫控制好，且没有特殊的妊娠并发症，是不需要提前生产的。

妊娠 37 周及以后生产称为足月妊娠，完全足月妊娠又是指在 39 ~ 40 周生产，超过 42 周生产则被称为过期妊娠。在 37 周到 42 周长达 5 周的时间里，不同孕周出生的新生儿其身体状况会有很大不同。胎龄越小，出现不良结局的可能性越大。比如，胎龄 37 周、38 周与 39 周新生儿的呼吸窘迫综合征发生率分别为 8.2%、5.5% 和 3.4%，可能与提前分娩导致肺泡表面活性物质分泌不足有关。另外，未足月的和早期足月儿也较容易出现喂养不耐受，吸吮、吞咽动作协调度欠佳，因为内分泌系统的不成熟性、体内糖原储备相对不足、糖异生途径所需酶类活性不足而容易出现低血糖，甚至出现急性神经系统并发症，进而影响到智力及体格发育。

如果您在妊娠晚期，≤ 42 周，胎监各项指标都很好，且癫痫控制得当，完全没有必要提前生产，只需安心等待天使宝贝的降临。

女性癫痫患者怎样在孕期合理加强营养

患者问

孕期为什么需要补叶酸呢？我又该怎样补充叶酸呢？

叶酸参与核酸和氨基酸的代谢，对细胞增殖、组织分化及机体生长发育有着重要作用。孕妇叶酸缺乏时，可导致胎儿神经管畸形、胎儿发育迟缓、胎盘早剥、早产等不良妊娠结局。对女性癫痫患者而言，部分抗癫痫发作药物有肝酶诱导性，会加快叶酸在体内的代谢，导致叶酸缺乏。因此，女性癫痫患者要重视叶酸的补充。

人体不能产生叶酸，但叶酸又非常重要，那就需要从外界补充，可以从膳食补充和药物补充两方面入手。

多食用富含叶酸的食物。叶酸含量最高的三类天然食物为：动物肝脏（690 μg 叶酸/100 g）、绿叶蔬菜（194 μg 叶酸/100 g 菠菜）和豆类（180 μg 叶酸/100 g 黄豆）。但需要了解叶酸属于水溶性 B 族维生素，食用后会被身体新陈代谢掉，需要定期及时补充。

也可以药物补充。目前，国内和国际的指南都推荐女性癫痫患者在妊娠前 1～3 个月每天补充叶酸 2～5 mg。

患者问

我现在孕 30 周，之前没有服用叶酸，现在还有必要吃叶酸吗？

有必要。虽然叶酸补充的最佳时期是孕前三个月开始，但对于孕中、晚期仍推荐继续增补叶酸，因为妊娠中后期，营养需求随着胎儿的生长在增加。膳食补充叶酸的同时也可以服用叶酸片剂额外补充。有研究表明，随着孕期叶酸补充时间的延长，妊娠高血压及子痫前期的发生风险会跟着降低。

患者问

　　乡里的老人说我妈妈是因为怀孕之前吃了羊肉，所以我才会有癫痫的，真是这样吗？备孕时还能吃羊肉吗？

　　"备孕前吃了羊肉导致孩子患癫痫"这种结论是不成立的。目前，没有任何证据表明二者存在因果关系。羊肉是优质蛋白质的来源食物之一，适量食用不会影响女性卵泡的生长发育，更不会影响卵泡和精子的结合。如果在怀孕前对羊肉不过敏，那么在备孕期及怀孕后是可以吃羊肉的。

　　备孕期的营养状况直接关系着孕育和哺育新生命的质量，是优孕与优生优育的重要前提。育龄妇女是铁缺乏和缺铁性贫血患病率较高的人群，怀孕前如果缺铁，可导致早产、胎儿生长受限、新生儿低出生体重以及妊娠期缺铁性贫血。因此，备孕妇女应经常摄入含铁丰富、利用率高的动物性食物。

备孕妇女的膳食建议

我国备孕妇女膳食指南建议备孕期妇女每天摄入的肉类应当在 130～180 克，一日三餐中在不选择鱼虾类食物时，瘦畜禽肉类应在 50～100 克。而在吃羊肉的同时，可以多摄入一些富含维生素 C 较多的蔬菜和水果，如卷心菜、菠菜、猕猴桃等，在补充水分的同时也有利于提高铁的吸收和利用率。

在日常生活中，吃羊肉的方式以炖汤、烤制及火锅为常见。其中最需要注意的是：烹制的时候一定要煮熟再吃，尤其是吃涮羊肉火锅，以避免因感染弓形虫而对孕妇自身及胎儿造成损害。如果单纯是吃炖羊汤的话，在用餐时尽量以吃肉为主，少喝汤，因为实质上汤的营养价值并不高，汤里内容物主要是胆固醇和嘌呤，以及一些调味品。

癫痫患者在孕期可以喝咖啡、可乐和奶茶吗？

咖啡、可乐的主要成分里都有咖啡因。咖啡因是目前使用最广泛的一种精神活性物质，对正常成人来说，咖啡因可以兴奋中枢神经，起到提神醒脑的作用。对服用抗癫痫发作药物的患者而言，咖啡因的神经兴奋作用会干扰药物的疗效。而在孕期，孕妇对咖啡因的代谢率显著下降，咖啡因可穿过血液－胎盘屏障（也就是可以通过胎盘），影响胎儿发育。流行病学研究表明，孕期咖啡因摄入与宫内生长迟缓（低出生体重）、低生育能力和自然流产有关。

奶茶其实并不是"牛奶＋茶"，其主要成分是糖和脂肪，以及少量的蛋白质，蛋白质含量普遍低于 0.5 g/100 g。而鲜牛奶／纯牛奶国标中蛋白质含量不低于 2.9 g/100 g，所以喝奶茶并不等同于喝牛奶。一杯 500 ml 的奶茶脂肪含量 10～30 g，含糖量 7～20 g，即使是"无糖"奶茶含糖量也较高。因此，孕期过多摄入奶茶，不利于体重及血糖的控制，增加孕期肥胖及妊娠糖尿病的风险。此外，奶茶中也含有咖啡因。

由此可见，无论是否怀孕，对于癫痫患者，为了您的健康我们建议尽量不要饮用咖啡、可乐和奶茶。

现在市面上有很多孕妇奶粉，听说营养很全面，我可以买来喝吗？

孕妇奶粉可以喝，但不是每个人都需要。孕妇奶粉与普通奶粉相比主要是强化了部分孕期所需营养素，比如铁、叶酸等，但要明确一点，奶粉只是孕期所需众多食物中的一种，不可仅靠食用孕妇奶粉来补充营养。对绝大多数的女性来讲，通过日常饮食是能够满足胎儿的营养发育以及自身的营养需求的，所以在这种状况下，并不需要每个人都补充性服用孕妇奶粉。中国营养学会定期颁布中国孕期妇女平衡膳食宝塔，直观地给出了孕期妇女各类食物摄入量范围，以及孕期营养、运动及生活方式等方面的核心提示，可以重点参考。

哪些情况下可以口服孕妇奶粉呢？

在孕早期出现恶心、呕吐、孕妇营养摄入不足或检查时发现胎儿偏小的情况下，可以适当喝孕妇奶粉，但应在医师或营养师指导下使用。并且在孕 24 周后应积极监测血糖变化，盲目服用孕妇奶粉可能会引起营养素摄入过量，导致胎儿过大，甚至引发妊娠高血压、妊娠糖尿病等疾病，增加孕期肥胖以及巨大儿难产的风险。

患者问

我在备孕期可以吃鱼油和维生素、钙片吗？我该从什么时候开始服用这些补剂？会不会对抗癫痫发作药物有影响？

鱼油主要存在于海鱼中，其主要成分是 ω-3 脂肪酸（包括 DHA 和 EPA），是一种多不饱和脂肪酸，具有抗炎作用，可降低血脂、预防心血管疾病，DHA 还具有促进胎儿大脑发育的作用。而 ω-3 脂肪酸是人体无法合成的必需脂肪酸，必须从饮食或补品中摄取。中国营养学会推荐妊娠期EPA+DHA的摄入量为 250 mg/d。尽管一些随机临床试验发现，食用大约 0.6～2 g 鱼油会减少癫痫发作的频率和持续时间，但其他小规模、非随机研究报告称，没有观察到鱼油对癫痫发作的调节功效。ω-3 脂肪酸对癫痫患者具有潜在作用，但仍需更进一步研究证实。

合理补充维生素是必要的。抗癫痫发作药物可能会导致维生素及微量元素的缺失，服用抗癫痫发作药物的患者应该摄取多种维生素，才能保持营养均衡。维生素 B_1 缺乏可能导致痴呆、昏迷和眼肌的颤抖、无力、麻痹。补充维生素 B_1 和叶酸能提高癫痫患者的认知功能。维生素 B_6 缺失是已知的难治性癫痫发作的一个可能因素。在某些罕见的病例中，缺乏维生素 D 促使癫痫发作。癫痫患者尤其是原发性癫痫患者存在某些神经递质的缺乏情况，补充维生素例如维生素 C、维生素 B_6 等，有利于递质的合成，可增加食用富含这两种维生素的食物，如大枣、橘子、花生、核桃、鱼、虾等。另外，长期服用抗癫痫发作药物会引起维生素 K 缺乏，而维生素 K 与血液凝固有关，缺乏时易引起出血，需补充蔬菜、豆油、蛋黄等富含维生素 K 的食物。

中国营养学会推荐的成人每日钙的摄入量是 800 mg，妊娠期膳食钙推荐摄入量在非孕妇女 800 mg 的基础上，妊娠早期不增加，妊娠中期和妊娠晚期均增加 200 mg/d。妊娠期对钙的需要量显著增加，胎儿也需从母体摄取大量的钙以供生长发育的需要。当缺钙严重或长期缺钙时，血钙浓度下降，母亲可发生小腿抽筋或手足抽搐，严重时导致骨质软化症，胎儿也可发生先天性佝偻病。钙的缺乏还易诱导癫痫发作加重和不易控制。因此，妊娠期妇女应在医生和营养师的指导下，合理增加含钙丰富的食物的摄入（例如牛奶、虾等）或口服钙剂。补钙期间，可定期监测血钙量和尿钙量，以便掌握用量。

患者问

我在孕期需要补充哪些营养，从什么时候服用这些营养补充剂，和普通孕妇有无区别？

由于胎儿完全依赖母体通过胎盘获取氧气、水、各类营养物质来生长发育，因此孕妇在孕期需要比孕前摄入更多的营养物质，癫痫孕妇的营养需求与普通孕妇并无区别。

孕早期胎儿生长发育速度相对缓慢，所需营养与孕前无太大差别。2023年第9版《中国居民膳食营养素参考摄入量》中推荐，孕早期能量摄入可以维持孕前水平；从孕中期开始，胎儿生长发育逐渐加速，母体乳腺和子宫等生殖器官的发育也相应加快，对营养的需求增大，应合理增加食物的摄入量，每日增加摄入能量300 kcal，而孕晚期每日增加

450 kcal。增加 300 kcal/450 kcal 即在原有饭量基础上，每天多吃 3/4 碗（约 100 g）米饭或 1.5～2 个（约 100 g）馒头的量。

《中国居民膳食指南（2022）》提出孕中期开始，应在一般人群膳食指南的基础上，补充以下 6 条关键推荐。

● 保证孕期体重适宜增长。

● 补充叶酸和维生素 D，常吃含铁丰富的食物，选用碘盐。

● 孕吐严重者，可少量多餐，保证摄入含必要量碳水化合物的食物。

早期无明显早孕反应者应继续保持孕前平衡膳食，孕吐较明显或食欲不佳的孕妇不必过分强调平衡膳食；孕期每天需摄取至少 130 g 碳水化合物，首选易消化的粮谷类食物；进食少或孕吐严重者需寻求医师帮助。

● 孕中晚期适量增加奶、鱼、禽、蛋、瘦肉的摄入。

● 适量身体活动。

孕期适宜增重有助于获得良好妊娠结局，应重视体重监测和管理。孕早期体重变化不大，可每月测量 1 次，孕中晚期应每周测量 1 次体重。健康孕妇每天应进行不少于 30 分钟的中等强度身体活动。

● 禁烟酒，愉快孕育新生命，积极准备母乳喂养。

孕妇应禁烟酒，还要避免被动吸烟和不良空气环境；孕妇情绪波动时应多与家人和朋友沟通、向专业人员咨询；适当进行户外活动和运动有助于释放压力，愉悦心情。

如上所述，每日膳食中除了主食还需要均衡饮食，如蛋、奶、肉类及其他，每天消耗的能量大部分（50%～60%）由碳水化合物供应，20%～30% 由脂肪供应，15%～20% 由蛋白质供应。蛋白质是生长发育代谢等生命活动的必需物质，在整个妊娠期，总计需要 925 g 蛋白质来满足胎盘、羊水、血容量增加以及子宫、乳房、胎儿的生长发育所需。孕早期膳食蛋白质无须增加，从孕中、晚期开始，需要保证每天合理增加适量的蛋白质。即，从孕中期开始每天增加奶类 200 ml，使奶的总摄入量达到 500 ml，每日增加鱼、蛋、禽、瘦肉类食物 50 g（孕晚期增加 125 g），使总摄入量达到 150～200 g（孕晚期 175～225 g）。孕期膳食脂肪中的磷脂及多不饱和脂肪酸对胎儿的大脑和视网膜发育有重要的促进作用，尤其是 DHA 与胎儿的智力发育有关。因此，孕期对多不饱和脂肪酸有特殊摄入需要，建议每周吃 2 ~ 3 次深海鱼，如三文鱼、鲱鱼、凤尾鱼，整个孕期保持每日补充 0.25 g DHA+EPA。

在微量营养素方面，也需额外补充钙、铁、碘、锌以及维生素。整个孕期，每日增加 110 μg（每日 230 μg）的碘，除了使用加碘盐，每周还应吃 1 ~ 2 次海带、紫菜、贝类等含碘高的食物；每日增加 2 mg（每日 9.5 mg）的锌；孕中、晚期每日分别增加 4 mg（每日 24 mg）、9 mg（每日 29 mg）的铁，除了红肉中获取的一部分铁，每周还应该吃 1 ~ 2 次动物血和肝脏，每次 20 ~ 50 g。

在孕中晚期，每日需增加摄入 200 mg（每日 1 000 mg）的钙，每天奶中的钙就足以达到这个需要量。人体皮肤经过紫外线照射可以合成维生素 D，妇女每日接受阳光照射 10 ~ 20 分钟，所合成的维生素 D 基本能满足身体需要，但假如你在口服抗癫痫发作药物，其会影响维生素 D 和钙的吸收，可适当额外补充钙剂及维生素 D 补充剂。

整个孕期每日叶酸摄入应达到 600 μgDFE，除常吃叶酸丰富的食物如肝脏、蛋类、豆类、绿叶蔬菜等，还应该每天补充 400 μgDFE 叶酸。长期的癫痫药物治疗会降低 B 族维生素水平，尤其是叶酸与维生素 B_{12}，建议合理补充 B 族复合维生素。如果你在口服诱导型抗癫痫发作药物，易出现新生儿维生素 K 缺乏，建议在妊娠最后 1 个月每天口服

10 mg 维生素 K。

综上所述，获取营养的主要来源还是三餐饮食。蛋白质、功能性油脂、维生素、矿物质等营养补充剂只是补充我们饮食摄入不够的那一部分，不能够替代饮食，在三餐摄入充足的前提下，营养补充剂才能发挥其生理作用。所以，最重要的是均衡的膳食，即：孕期每日应摄入谷类食物 200～275 g，薯类食物 50～75 g，蔬菜 300～500 g，水果 200～350 g，鱼、禽、蛋、肉每日总量孕中期 150～200 g、孕晚期 175～225 g，牛奶 300～500 g，大豆类 15～20 g，坚果 15 g，烹饪油 25 g，食盐 5 g。

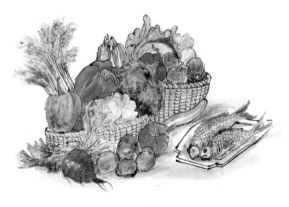

丰富多样的食物保障女性癫痫患者的营养健康

女性癫痫患者在食物的选择上没有绝对的禁忌。营养均衡、丰富多样才能让身体更健康。

我现在孕 40 天，但是妊娠反应很大，一吃就吐，这样下去宝宝会不会受影响？该怎么办？

　　妊娠反应是指在妊娠早期（停经六周左右）孕妇体内绒毛膜促性腺激素（HCG）增多，胃酸分泌减少及胃排空时间延长，导致头晕乏力、食欲不振、喜酸食物或厌恶油腻、恶心、晨起呕吐等一系列反应。一般来说，妊娠期孕吐对于孕早期的准妈妈们来说是正常的生理现象。基本上大部分人会在怀孕的 6 周左右出现这样的反应，到 8～10 周的时候达到一个最高峰，当 12 周左右的时候，这些妊娠反应会逐渐自行消失。妊娠反应的严重程度和持续的时间因人而异。

　　但是如果严重呕吐的话，就需要孕妇积极配合治疗。严重的妊娠呕吐会导致孕妇摄取营养物质不足，而且由于胎儿的发育需要，长期的营养摄入不足会导致准妈妈们的体重下降。有研究表明，相较于体重正常的孕妇，体重过轻（身体质量指数 BMI 低于 18.5）的孕妇，流产的风险增加了 70%。这样的情况就会使准妈妈的抵抗力降低，更容易感染上一些疾病，严重的话会直接威胁到孕妇和胎儿的生命安全。

这里给大家建议几个缓解严重妊娠呕吐的方法。

● 少食多餐。很多孕妇在孕早期没有什么胃口吃饭，这个时候可以选择一些合自己口味的食物，少食多餐，避免短时间内大量食物进入消化道而引起呕吐。也可以适当吃一些小零食，增加能量的摄入，保证自己不会因为饥饿而造成乏力，烧心、反酸等不适。

● 增加富含优质蛋白质的食物的摄入。孕妇可多吃一些富含优质蛋白质的食物（如瘦肉、蛋、奶、鱼等），在一定程度上富含优质蛋白质的食物能够帮助孕妇减少恶心的症状。另外，孕妇的嗅觉更加灵敏，如果因刚刚做好的饭菜温度较高，气味较为浓烈而使孕妇感到恶心，可以待食物温度降至室温的时候再考虑进餐，以减少气味对于孕妇食欲的影响。

● 避免富含高脂肪的食物摄入。富含脂肪的食物消化的时间相比较于富含碳水化合物及优质蛋白质的食物更长。因此，孕妇在进食的时候要避免吃过于油腻、辛辣或者是油炸等刺激性的食物，以免不利于消化，加剧呕吐反应。

● 注意水的补充。喝水能够有效预防孕妇脱水，严重妊娠呕吐的孕妇可以少量多次饮水避免电解质的丢失。注意不要短时间内大量饮水导致胃胀，吃不下饭等情况，进一步引发呕吐反应。另外，对于严重妊娠呕吐的孕妇来说，可以适当饮用一些含有葡萄糖、盐等电解质的饮料，补充因呕吐而丢失的电解质。

● 注意休息。严重妊娠呕吐的孕妇，一定要注意适当休息，避免因疲劳过度而导致呕吐加重。

● 不要立刻改变体位。严重妊娠呕吐的孕妇平时一定不要由躺着的姿势突然坐起或者由坐着的姿势突然站立；可以慢慢抬头、起身，再慢慢下地或者慢慢地站立，这样能够在很大程度上防止因为脑供血不足和体位改变而引起的恶心呕吐。

对于严重妊娠呕吐的孕妇，如果采取以上的措施不能缓解孕吐反应，要及时去正规的医院治疗，切记自己不可以随便用药，一定要在医生的指导下使用相关止吐药物，以免对自身及胎儿造成不良影响。并且在妊娠呕吐比较严重的情况下，由医生、营养师指导使用特殊医学用途食品替代正餐，补充营养摄入。

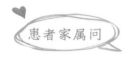

我女儿有癫痫，她在生产后我该怎么给她补充营养？

产妇从胎儿、胎盘娩出后，直到除乳腺外各个身体器官、心理调整恢复至未孕状态所需要的一段时间，就是产褥期，通常是产后6～8周。这段时间，产妇需要足够的休息和均衡的营养以尽快恢复体质，同时还要能分泌乳汁哺乳婴儿。因此我们建议如下。

● 产后初期膳食需从清淡稀软过渡到正常膳食。

部分顺产的产妇在分娩后的头一两天感到疲劳无力或肠胃功能较差，可选择较清淡、稀软、易消化的食物，如面片、挂面、馄饨、粥、蒸或煮的鸡蛋及煮烂的肉菜，之后就可过渡到正常膳食。

对剖宫手术的产妇而言，手术后约24小时胃肠功能恢复，应再给予术后流食1天，如稠米汤、藕粉、菜汤、鲜果汁等，但忌用牛奶、豆浆、大量蔗糖等胀气食物。之后过渡到半流食1～2天，如蒸蛋、米糊、浓藕粉等，再转为正常膳食。

● 少食多餐，增加餐次。

产后胃肠功能减弱，蠕动减慢，如果一次进食过多过饱，会增加胃肠负担，减弱胃肠功能。采用多餐制有利于胃肠功能恢复，减轻胃肠负担，有利于食物消化吸收，从而保证充足的营养。在产褥期每日餐次应较一般人多，以5～6

次为宜。如每日可分为早、中、晚 3 次主餐和上午 10 点、下午 3 点、晚上 8 点 3 次加餐。

● 荤素搭配，避免偏食。

不同食物所含的营养成分种类及数量不同，饮食多样化、荤素搭配、不偏食才能保证全面、充足的营养。偏食导致营养不均衡，维生素和矿物质的摄入减少，也会影响蛋白质、脂肪及糖类的代谢。另外，过多荤食，有碍胃肠蠕动，不利消化，降低食欲，容易导致便秘。因此，产褥期膳食应是由多样化食物构成的平衡膳食，以保证产褥期妇女对能量和各种营养素的需求，无特别食物禁忌。每天的膳食应包括中国营养学会推荐的平衡膳食宝塔中的各类食物，如粮谷类、鱼禽蛋类、蔬菜和水果类、豆类及其制品、奶类及其制品等。

● 科学饮汤，增加泌乳量。

乳汁分泌量与摄入的水量密切相关。但汤水的营养密度不高，如果过量喝汤也会影响其他食物如主食和肉类等的摄取，造成贫血和营养不足等营养问题。因此，喝汤也应讲究科学。餐前不宜喝太多汤，餐前多喝汤可减少食量，进而减少能量摄入，所以最好餐前喝半碗至一碗汤，待到进食到八九成饱后再饮一碗汤。喝汤的同时要吃肉，汤的营养成分很少，为了保证充足的营养，应该连肉带汤一起吃。不宜喝多油浓汤，太浓、脂肪太多的汤不仅会影响产妇的食欲，还会引起婴儿脂肪消化不良性腹泻。

● 清淡适宜。

产褥期饮食应清淡适宜，即在调味料上，如葱、姜、大蒜、花椒、料酒等应少于一般人的量，食盐也以少放为宜。

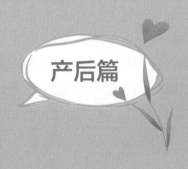

产后篇

女性癫痫患者产后需要注意什么

生了孩子后，家人所有的注意力都在孩子身上，感觉自己的人生都没有希望了，全身无力，对任何事情都没有兴趣，这是怎么回事？我需要去看医生吗？

怀孕、生产让女性在生活角色中有了较大的转变，同时也承担起相应的精神和心理压力。尤其在刚生产后，随着家人注意力的转移，易让产妇出现抑郁、悲伤、哭泣、爱发脾气、闹心等一系列情绪变化，严重的甚至会有自杀或者伤害婴儿的行为。这些心理障碍、情绪和行为是产后抑郁的表现。产后抑郁与遗传、心理、分娩及社会等多因素相关，不仅严重危害产妇的身心健康，也不利于家庭的和谐关系。若不及时有效地治疗，甚至会对婴幼儿的健康成长造成不可挽回的伤害。

轻－中度产后抑郁症建议首选心理治疗，包括认知行为治疗、支持性心理治疗及正念治疗等。另外，物理疗法、运动疗法、光疗等非药物治疗也是产后抑郁症的重要辅助治疗。对于心理治疗效果不好的中、重度产后抑郁患者建议转至精神专科就诊，可以采用药物治疗，临床常用药物为选择性 5-羟色胺再摄取抑制剂。如果联合使用心理治疗，效果可能更佳。

总之，产后抑郁是可防可治的，有情绪困扰不是你的错，这可能发生在任何人身上，可以与信任的家人、朋友或同事聊聊自己的感受，可能会让自己感觉好一些。另外，可以主动、及时地向外界求助，比如拨打心理援助热线或是到医院的精神科/心理科中寻求指导与帮助，寻求"心医""心药"。

在怀孕中医生让我加量了抗癫痫发作药物，当时医生告诉我产后可能要减量，我现在怎么减？

药物代谢在产后逐渐正常化，之前加量的抗癫痫发作药物的血药浓度过高的风险就会增加，应在分娩后 2 周左右检测血药浓度，参考孕前药物浓度和目前的癫痫控制情况，在专科医生指导下适当调整药物剂量。

女性癫痫患者能母乳喂养吗

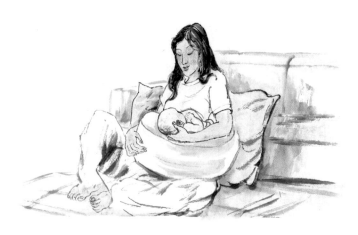

女性癫痫患者也可以母乳喂养

女性癫痫患者母乳喂养的姿势以环抱式为最佳，喂养时周围环境需平坦宽敞、柔软，如坐在地上，周围铺上柔软棉垫，这样做的目的是防止喂养过程中突然发作而导致孩子摔伤。

患者问

　　我产后不敢母乳喂养，担心抗癫痫发作药物会对孩子有影响，我的想法对吗？

　　首先，使用抗癫痫发作药物不是母乳喂养的禁忌，目前国内与国际指南均提倡女性癫痫患者母乳喂养。

一方面，母乳作为优质、全面、充足和结构适宜的营养素来源，可以满足 6 月龄内婴儿几乎所有营养素和能量的需求；另一方面，母乳喂养的过程更能促进亲子感情建立、舒缓新手妈妈情绪；此外，已有大量的实验数据证实，抗癫痫发作药物乳汁屏障透过率极低，甚至低于胎盘透过率。

值得留心的是若女性癫痫患者在哺乳期服用的抗癫痫发作药物剂量较大，则可在服药 4 小时后再哺乳，这样可以避开药物浓度的高峰期。每次哺乳后，应该留心孩子的反应，比如精神状态、有无皮疹、吸吮力变化等。若宝宝出现喂养后哭闹不止、呕吐不适、皮肤红疹等需要停止母乳喂养，尽快前往儿科就诊。

女性癫痫患者母乳喂养时应注意什么

患者问

我在母乳喂养时应该注意些什么？

母乳喂养的常用姿势中，环抱式的躺喂是更适合女性癫痫患者的哺乳姿势。因为躺喂最能降低宝宝意外摔伤的可能性。但需要家属留意，一旦妈妈癫痫发作，应避免婴儿的口鼻被堵塞，引起窒息。另外，坐喂的姿势也相对安全，坐位时尽量选择在地上或床正中间，保证周围是平坦且柔软或有床围遮挡，这是为了避免喂养过程中癫痫突然发作造成婴儿跌落摔伤。

母乳喂养的时间也有讲究。通常新生儿一昼夜喂奶 7～8 次，日夜哺乳的时间相隔差不多 3 小时左右；2 周以后，每日 6～7 次；2～3 个月，每日 6 次；4～5 个月，每日 5～6 次。

频繁的哺乳时间，让刚生产的妈妈们容易疲倦，特别是夜间的喂养，更为辛苦，睡眠不足和休息不好会造成免疫力下降，易造成癫痫发作。为了预防癫痫发作，我们有以下具体建议。

● 白天让宝宝吃饱，白天宝宝会因为玩耍或者添加了辅食对于奶水的需求没有那么大，这个时候一定要保障宝宝白天奶水的摄入量。

● 学会躺喂，为了让自己不那么辛苦，也为了宝宝吃得舒服，就要尝试各种不同卧姿，躺喂方式可以很大程度缓解妈妈身体的承重，也可以一边喂奶一边休息。

● 夜间按需喂养宝宝，在宝宝睡觉前让宝宝吃饱，拍嗝后睡眠的时间会相对长。这样可以保证宝宝的睡眠质量，也利于妈妈的睡眠。

● 如果上述方法仍然效果欠佳，建议白天吸奶来储备，夜间由家人代劳喂养。

女性癫痫患者在养育婴幼儿时应注意什么

患者问

因为我是小时候就有癫痫，所以很担心孩子会同我一样，现在生产十来天，天天盯着孩子看，担心他的发育会落后其他孩子，我该怎么面对？

首先，我们要对自己有信心，对自己的孩子有信心！作为新手妈妈，我们非常有必要掌握婴幼儿发育阶段的基本特征和规律，了解孩子的生长发育过程。根据下表（表12）来看看自家宝贝是否符合月龄特征。

表 12　不同年龄段神经系统发育规律

年龄	粗、细动作	语言	社会－情绪发育
3个月	追视、对视觉刺激有反应，俯卧抬头抬肘	咕咕发音	自己玩双手，社会性大笑，对于父母有反应
6个月	能独坐一会，全掌抱取较大物体	牙牙学语	认识熟人和陌生人，情感依赖，可进行羞脸试验
8个月	会匍匐前进，会自己坐起来，会扶着栏杆站起来，全掌抓取小物体	能发"爸爸""妈妈"等复音，但无意识	玩具给人不放手，躲猫猫游戏，认生高峰期
12个月	独走，故意扔掉物体	能说两个词，遵循1步带手势的指令	对人和事物有喜憎之分，玩具给人，受挫时发脾气，模仿扫地及擦桌子

年龄	粗、细动作	语言	社会-情绪发育
18个月	能爬台阶、会跑、自发乱画	能认识和指出身体2个部位，按要求指出一个图片，说7~10个词	白天控制大小便，可在看护者附近自行玩耍
2岁	能双脚跳，水平方向搭四节方木火车、叠放积木	遵循2步指令，会说2个句子，50个词	能自我进食、如厕训练、学习收拾玩具，喜欢看电视或者听故事等活动
3岁	并足跳远、单脚跳；学画图，认识一种颜色，画不完整的人体部分	遵循2步含介词的指令，能说250个词，使用3个句子	建立生活规律，认识危险和安全、扮演家长、模仿做家务
4岁	可沿直线走、会穿鞋、剪纸	能遵循3~4个指令，能简单叙述发生不久的事情	玩想象力游戏，可自行穿脱衣服，有一定独立性，认识责任及承认错误
5岁	可走宽的平衡木，能足跟对着足尖走直线，用笔写字、折纸、剪复杂的图形	能理解较长的句子意义，开始识字	幼儿园交朋友，玩职业相关角色扮演游戏，遵守群体规则，做简单的家务

表格中的判断可能有些复杂，不易掌握，这里也有流传民间的口诀，便于新手妈妈记忆。

● 大运动：二抬四翻六会坐，八爬十站周岁走——指的是 2 月龄抬头，4 月龄翻身，6 月龄坐，8 月龄爬，10 月龄站，12 月龄走。

● 精细动作：三握五抓七换手，九对食指周岁画——指的是 3 月龄握物，5 月龄主动抓物，7 月龄玩具可以换手，9 月龄拇指和食指相对捏物，12 月龄拿笔乱画。

● 语言：二哦四呀六喵妈，周岁单词 2 岁句——指的是 2 月龄发喉音，4 月龄主动咿呀，6 月龄~ 10 月龄无意识喊人，12 月龄有意识喊人、说单词，24 月龄说短句。

● 社交行为：一看二笑三咿呀，五应七生八躲猫，周岁再见懂指令——指的是 1 月龄睁眼看，2 月龄自发性微笑，3 月龄逗笑反应，5 月龄叫名回头，7 月龄认陌生人，8 月龄躲猫猫有反应，12 月龄做模仿动作、听懂简单指令。

当然，每个孩子的发育都会存在一定的个体差异，不能照本宣科，上面是普遍的规律，倘若孩子的发育和以上提到的阶段特征有明显的落后和差异，也不要惊慌，尽快带孩子前往正规的儿童神经科请医生判断。

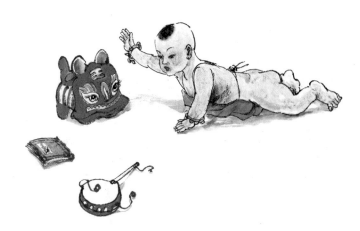

女性癫痫患者可以生育健康后代

6 个月的宝宝，这个阶段可以通过玩游戏来锻炼宝宝的神经发育。颜色丰富的玩具、能发出声响的小鼓或者是撕不烂的响响书都是宝贝学习的辅助工具。

怎样锻炼孩子，促进神经系统发育？

根据上述每个月龄的运动、语言、社会 - 情感发育特征，我们建议在产后还可以通过下表（表 13）中的方式来锻炼孩子的神经系统功能，促进发育。特别提醒的是，我们不建议 2 岁以下的儿童看电子屏幕，需要限制电子屏幕（电视、平板电脑、手机等）的使用时间，以及与亲人进行视频通话的时间。孩子的学习交流方式主要还是在现实场景中完成。宝贝成长的每一步都离不开父母的辛劳付出，相信在陪伴的过程中，宝贝每一次的成长都会带给您意想不到的惊喜。

表 13　不同年龄段神经系统锻炼要点

生长阶段	神经系统锻炼要点
4 个月	1. 积极回应宝宝。当他做事时表现出兴奋、微笑并与他发声交流。这将教会他在谈话中轮流"说话"。 2. 为您的宝宝提供安全的机会去拿玩具、踢玩具和探索玩具。例如，将他放在有安全玩具的毯子上。 3. 让您的宝宝将安全的东西放在嘴里探索它们。这就是婴儿学习的方式。例如：让他看到、听到和触摸不尖锐、不烫手或没有窒息风险的东西。 4. 与您的宝宝交谈、阅读和唱歌。这将有助于他以后学会说话和理解单词。 5. 为您的宝宝提供易于抓握的安全玩具，例如对于他年龄合适的拨浪鼓或带有彩色图片的布书。 6. 让您的宝宝全天有时间活动以及与人和物互动。尽量不要让您的宝宝在秋千、婴儿车或充气座椅上的时间过长。 7. 让宝宝仰卧，给他看一个颜色鲜艳的玩具。从左到右并向上缓慢移动玩具，看看他是否观察玩具是如何移动的。 8. 在您帮助宝宝"锻炼"时，可以配合唱歌或者同宝宝说话，锻炼主要以轻轻弯曲并上下移动他的胳膊和腿为宜。
6 个月	1. 和宝宝一起玩"来回"游戏。当您的宝宝微笑时，您会微笑；当他发出声音，您发出一样的声音来回应宝宝。这有助于他学会社交。

生长阶段	神经系统锻炼要点
6个月	2. 每天，当您看到杂志或书籍中的彩色图片时，就给宝宝"阅读"（描述）。当他喋喋不休并"阅读"时，回应他。例如，如果他发出声音，您回应说"是的，那是小狗！" 3. 向宝宝指出新事物并为其命名。例如，在散步时，指出汽车、树木和动物。 4. 给宝宝唱歌和播放音乐，这将有助于他的大脑发育。 5. 当您的宝宝看到某物时，请指着它并谈论它。 6. 让宝宝趴着或仰卧，把玩具放在触摸不到的地方。鼓励他翻身触摸到玩具。 7. 学会理解宝宝的情绪。如果他高兴，继续做您正在做的事情。如果他不高兴，请安慰一下您的宝宝。 8. 了解您的宝宝何时饿或吃饱。方法是指着食物，同时用勺子轻触宝宝的小嘴，观察宝宝看到食物时是否有兴奋、张嘴找食物的迹象。若是推开食物、闭上嘴或转身离开食物告诉您他已经饱了。 9. 帮助您的宝宝学会冷静。对他轻声说话、抱住、摇晃或唱歌，或者让他吮吸自己的手指或奶嘴。当您抱着或摇晃他时，您可以用他喜欢的玩具或毛绒玩具引导。 10. 当宝宝坐着时，让他环顾四周，在他学习的时候给他玩具拿着以维持自己的平衡。
9个月	1. 重复宝宝的声音并用这些声音说出简单的单词。例如，如果您的宝宝说"baba"，您可以有指向性地重复"爸爸"，并指向或让他看着爸爸。 2. 将玩具放在地上或稍微触摸不到的游戏垫上，鼓励宝宝爬行、滑行或滚动以获取它们。当他触摸到物品时大力庆祝。 3. 教宝宝挥手"再见"或摇头"不"。例如，您将离开时挥手说"再见"。在他会说话之前，您也可以教宝宝简单的手语，帮助宝宝告诉您他想要什么。

生长阶段	神经系统锻炼要点
9个月	4. 玩游戏，例如躲猫猫。你可以用一块布盖住您的头，看看您的宝宝是否把它拉下来。 5. 通过从容器中倾倒积木并将它们放回去与您的宝宝玩耍。 6. 和宝宝玩游戏，比如轮到我，轮到你，来回传递一个玩具来试试。 7. 给宝宝"阅读"。阅读时可以讨论图片。例如，在看书或杂志时，指着图片命名。 8. 了解窒息风险，并掌握安全喂养技巧。让他练习用他的手指握或者拿起装有少量水的杯子。您可以坐在宝宝旁边，同他一起享受用餐时光。即便宝宝会将食物洒出也不要打骂或者干预，鼓励宝宝自主进食。 9. 与宝贝的沟通尽量使用直接语言。例如，不要说"不要站立"，而是说"该坐下"。清楚明确简短的词句更利于宝宝掌握和执行。 10. 帮助宝宝适应不同口味和质地的食物。食物可以是光滑的、捣碎的或切碎的。您的宝宝在第一次尝试时可能并不喜欢所有食物。给他一次尝试食物的机会，然后再次尝试。 11. 当面对分别时一定要有仪式感，可以是拥抱、亲吻脸颊并温柔而明确地告诉宝宝您的离开，让宝宝学会"再见"；宝宝或许会因分离焦虑而哭泣，但需要让他了解您会再回来，让他学会平静以及有所期待。
12个月	1. 教您的宝宝"想要的行为"。告诉他该做什么，当他这样做时使用积极的词夸奖，或给他拥抱和亲吻。例如，如果他拉扯宠物的尾巴，教他如何温柔地抚摸，并在他这样做时给他一个拥抱。 2. 与宝宝谈论或唱歌，谈论您正在做的事情。例如，"妈妈在洗手"，或唱"这就是我们洗手的方式"。

生长阶段	神经系统锻炼要点

12 个月

3. 在您的宝宝试图说的话的基础上进行互动。如果他说"车"，就说"是的，一辆车"，或者如果他说"车"，就说"是的，那是一辆蓝色的车。"

4. 如果您不想让他做什么事，就通过快速地给他一个玩具来转移他的注意力。拒绝危险的行为，当您说"不"时，要坚定地说。不要打屁股、大喊大叫或给他长篇大论的解释。

5. 为您的宝宝提供安全的探索场所。例如，把锋利的或易碎的东西放在宝宝拿不到的地方；锁好药品、化学品和清洁产品。

6. 当您的宝宝指着想要的东西时，用文字回应。例如，说"你想要杯子？这是杯子，这是你的杯子。"如果他试图说"杯子"，庆祝他的尝试。

7. 指出您看到的有趣事物，例如卡车、公共汽车或动物。这将帮助您的宝宝注意到别人是通过指点来"展示"他想分享展示的东西。

8. 帮助宝宝适应不同口味和质地的食物。食物的形态可以是硬的或是软的，口感可以是酸的或者甜的等。宝宝面对第一次尝试的新鲜食物不一定都会喜欢，需要多让宝宝尝试几次，让他逐渐适应不同的食物，避免挑食。

9. 让您的宝宝有时间结识新的看护人。带上最喜欢的玩具或毯子来帮忙安抚您的宝宝。

10. 给宝宝锅碗瓢盆或小乐器，如鼓或钹。鼓励您的宝宝制造声音，哪怕是噪声。

15 个月

1. 帮助您的孩子学习说话。孩子的早期语言不完整。重复并添加对他说的话的内容。他可能会说"ba"代表球，你可以说"球，是的，那是一个球"。

生长阶段	神经系统锻炼要点

15 个月

2. 当孩子指向物体时，告诉他物体的名称，然后等待几秒钟，看看是否在把它交给他之前，他会发出任何声音。如果他确实发出声音，告诉他说对了，然后重复对象的名称。

3. 想办法帮助您的孩子完成日常活动。例如，让他穿鞋出去，把零食放在袋子里，或者把袜子放在篮子里。

4. 养成稳定的作息习惯。为您的孩子创造一个安静的就寝环境。让他穿上他的睡衣，刷牙，给他读一两本书。1 至 2 岁的儿童需要每天 11 至 14 小时睡眠（包括小睡）。

5. 向您的孩子展示不同的东西，例如帽子。问他："你拿帽子做什么？你把它放在你的头上。"将帽子戴在您头上，然后看他是否学着您这样做。对其他物品进行同样操作，例如一本书或一个杯子。

6. 用手势演绎歌曲，看看您的孩子是否也会跟着您模仿动作并哼唱歌曲。

7. 描述您孩子的感受（例如，悲伤、疯狂、沮丧、快乐）。用您的话、面部表情和声音来表达您认为他的感受。例如，说"你很沮丧，因为我们不能出去，但你不能闹。我们玩个室内游戏吧。"

8. 预料到宝宝是有脾气的。在他们这个年龄段是正常的，如果您的孩子疲倦或饥饿，则更有可能发生这种情况。发脾气随着年龄的增长，应该变得更短并且发生得更少。您可以尝试分散他的注意力，也可以让他什么都不做就发脾气。给他一些时间冷静下来，再继续做其他事情。

9. 鼓励孩子玩积木。您可以堆叠积木，孩子可以将它们击倒。

10. 让孩子用无盖杯子喝水，练习用勺子吃饭。

宝宝出生后，我该如何接受儿童保健随访呢？是否跟其他孩子一样？

女性癫痫患者生育的宝宝也应该同普通女性生育的宝宝一样接受儿童保健。基于《全国儿童保健工作规范》《儿童健康检查服务技术规范》及《高危儿童保健指导手册》的指导意见，宝宝们的儿童保健需要按照以下的时间表（表 14）进行随访，直至青春期，在保健过程中进行生长发育评估及个体化的保健指导。如果儿童为早产儿，那么需要按照矫正胎龄去进行儿童保健随访；如果儿童在随访过程中有生长发育的异常，还需要适当增加随访的次数。

表 14　儿童保健时间表

年龄	随访次数
0～1 月龄	新生儿访视 1 次 /2 周
1～6 月龄	1 次 / 月
7～12 月龄	1 次 /2 月
12～24 月龄	1 次 /3 月
24 月龄后	1 次 / 半年

宝宝在儿童保健时主要随访哪些内容？

　　首先需要为宝宝建立个性化的专案管理，以便于医务人员和家长随时准确地了解儿童的健康状况。儿童保健主要针对儿童生长发育、营养指导、疾病预防、儿童疾病康复、环境与儿童健康等方面进行随访，其中体格生长及神经发育评价是宝宝儿童保健随访过程中最为重要的一部分。

　　● 体格生长评价：对儿童的体重、身长／身高、坐高／顶臀长及头围等重要体格生长指标进行准确测量后，根据WHO儿童体格指标或者中国九大城市、郊区正常男女童体格发育指标进行生长评价，从而了解我们的宝宝是否存在超重／肥胖或者营养不良、微量营养素缺乏等异常情况。当然更为直观的是使用生长曲线图进行体格指标的描记评价。值得我们注意的是，宝宝的生长轨迹具有一定的稳定性及个体差异性，生长轨迹允许在一定范围内波动，家长们不必过分担心小范围的波动，但应该积极寻找影响波动的因素，如果生长轨迹波动较大，就应该由医生进行必要的医学诊断。

　　● 不要再问孩子的体重、身高是否达标：家长需要正确看待生长指标的波动，不能只以同龄儿童的体格生长指标的平均值作为是否达标的标准，每个儿童均有自己独特的生长曲线，只要儿童稳定地遵循自己的生长曲线进行生长就不必担心，切忌盲目追求更高水平、不符合个体特点的生长指标，也不必因为单次的生长指标波动就焦虑不堪，甚至对孩子进行强迫喂养、盲目求医、服用各种所谓的"营养补品"。

● 神经心理评价：儿童神经心理发育包含了感知、运动、语言、心理及性格等方面。不同时期的行为发育有不同的特点，但遵循一定的规律。每个孩子的发育水平在相同年龄也会有一定的差异，我们需要在家庭生活中密切关注各方面的发育是否符合不同阶段的发育里程碑特点，而不是盲目地去相互比较。在儿童保健的随访中，一般会根据年龄特点进行相应的神经心理发育评价。在3、6、9、18月龄这样的年龄阶段常规体检时，我们可以选择筛查性质的测试量表进行评估，例如新生儿行为神经测定（neonatal behavioral neurological assessment NBNA）、Alberta测试、丹佛发育筛查测验（Denver Development Screen Test，DDST）、婴儿运动表现测试（test of infant motor performance，TIMP）、全身运动评估（general movements，GMS）等。12、24、36月龄时，在有条件的情况下可以进行阶段性的全面评估，以对儿童发育水平和早期发展的情况进行更为全面的分析。如在发育过程中，神经发育筛查评估异常时，也应该转入全面评估。阶段性全面评估手段包含各种诊断性评估量表，如格塞尔发育量表（Gesell developmental schedule）、贝利婴儿发展量表（Bayley scales of infant development）、韦氏智力量表（Wechsler intelligence scale）等。

患者问

儿童保健门诊就诊前应该做哪些准备呢？

家长带儿童去儿童保健门诊时，需要注意携带24小时膳食回顾记录、既往生长曲线或体格生长指标记录、既往的病史资料和检查结果等。如果儿童有神经心理发育异常，可以事先拍摄一些代表儿童当前状态的视频，以更好地和儿童保健医生沟通。应避免在儿童急性疾病期间就诊，在儿童相对健康的状态下进行儿童保健，可以获取更为准确的测量和评价结果；在针对儿童发育行为的评估中，需要儿童在完全清醒及愉快、且就诊时间充分时进行行为观察。

患者问

宝宝7个月，前几天因为肺炎高烧到40℃，当时睡眠中的宝宝突然双眼上翻，四肢抽动，大约持续1分钟，停止后无论我怎么拍打都没有醒来，过了好一会儿才大哭，我很害怕，害怕孩子同我一样是癫痫？

这位妈妈的心情我们很能理解，初为人母，面对孩子的第一次发热，难免会焦虑万分，手足无措。上面孩子的情况到底是不是癫痫，我们一起来鉴别，帮助妈妈们走出困扰。

首先，要区分儿童癫痫和热性惊厥。热性惊厥指的是发热后伴有意识丧失及骨骼肌强烈收缩的一种惊厥发作，发作时患儿体温一般在38℃以上，是小儿时期最常见的惊厥性疾病，儿童患病率为2%～5%，首次发作年龄多在出生后6个月～6岁，平均18～22个月，多数患儿在5岁后不再发作。在上呼吸道感染或其他传染病的初期，当体温在38℃以上时，突然发生惊厥，排除颅内感染和其他导致惊厥的器质性或代谢性异常后，方可诊断为热性惊厥。热性惊厥多发生在热性疾病初期，体温骤然升高（大多39℃）时，多数与感染性疾病有关，上呼吸道感染是最常见的原因，也可见于急性胃肠炎、阑尾炎、尿路感染等。单纯性热性惊厥（又称典型热性惊厥）多数呈全身强直－阵挛发作，持续数秒到10分钟，一次发热过程中只有一次发作，可伴有发作后短暂嗜睡。发热抽搐前孩子的运动、语言、认知、社交发育正常，发作后患儿除原发疾病表现外，基本恢复正常，无神经系统阳性体征。单纯热性惊厥预后良好，后续发生癫痫的概率与普通人群相似。首次发病年龄＜12月，复发概率50%；首次发病年龄＞12月，复发概率30%。少数热性惊厥呈不典型过程，称复杂性热性惊厥，其特点是：①一次惊厥发作持续 15 分钟以上；②24 小时内反复发作 ≥ 2 次；③局灶性发作；④反复频繁发作。复杂性热性惊厥患儿后续癫痫发生概率高于单纯热性惊厥。

癫痫则是一种慢性疾病，是大脑神经元反复发作性异常放电导致的突发性和一过性脑功能障碍。癫痫可反复发作，一般无明显诱因，发作形式多样，有全面强直－阵挛性发作，有失神发作，有局灶性运动发作伴或不伴意识障碍。突发、重复性是癫痫发作的特点，癫痫患者发作期及发作间期可出现脑电图异常。

热性惊厥不等于癫痫，绝大多数热性惊厥预后良好，后续发生癫痫的概率不高，您不用过于担心。

在孩子出现发热时，更需要我们沉着冷静用科学的方法面对。过去，人们经常使用物理降温的办法，即给孩子温水或乙醇擦浴，甚至有家长给孩子使用冷水浴，这些都是不推荐的，会明显增加宝宝的不适感，出现皮肤鸡皮疙瘩或者哭闹不止。根据《中国 0 至 5 岁儿童病因不明急性发热诊断和处理若干问题循证指南（标准版）》建议当孩子测量口温 38.5℃或腋温 38.2℃及以上时，在家优先采用药物治疗。具体如下：

针对月龄 ≥ 2 月的宝宝，发热往往会引发孩子哭闹不止甚至吐奶，此时我们需要读懂"婴语"，建议给孩子口服对乙酰氨基酚，剂量为每次 15 mg/kg，至少间隔 6 h 再给予下一次用药。

针对月龄 ≥ 6 月的宝宝，则建议使用对乙酰氨基酚或布洛芬，布洛芬的剂量为每次 10 mg/kg，至少间隔 6～8 小时再给予下一次用药，布洛芬与对乙酰氨基酚的退热效果和安全性相似。一定要切记不可两种药物同时一起给宝宝使用，但是可以交替使用。

另外，还有糖皮质激素类的退热剂，在这里不建议用于儿童退热。

值得提醒的是，解热镇痛药可以缓解高热给孩子带来的不适，但不能有效地预防热性惊厥发作，所以作为母亲，还需要在服用退烧药物后留心观察孩子的行为和精神状态，若出现呕吐不止、烦躁不安、拍打头部、四肢僵直、抽动等异常的情况需要及时就医，谨防病毒性脑炎或病毒性脑膜炎的发生。

孩子的每次发热都是对免疫力的一次训练，也正是一次又一次的训练促使孩子更加健康的长大！我们作为母亲，要懂得科学的养育方法，同孩子一起健康快乐成长！

女性癫痫患者的心路故事

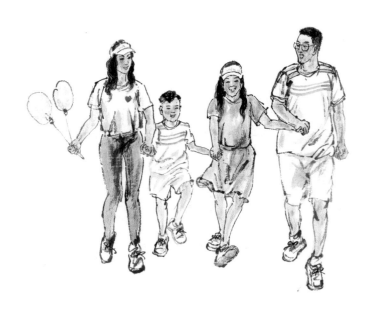

女性癫痫患者的幸福家庭

此图根据患者提供的照片所画，图中左一是患者，孕期首次发生癫痫后便接受了抗癫痫发作药物治疗，24岁顺产生育第一胎（左三）。经过3年的药物治疗和身体调整，27岁又顺利怀孕并生产了二宝（左二）。

念念不忘，必有回响

我是云南宣威人，今年 27 岁。从小就梦想成为一名人民教师。命运很眷顾，让我梦想成真。当自己正沉浸于幸福生活的时候，现实却总喜欢捉弄人。2016 年 8 月，我被同事紧急送往了医院，这也是我第一次坐救护车，当时的我没有任何的意识。等我醒来，医生告知检查结果显示脑部有缺血灶，但并未明确是癫痫。我以为只是最近熬夜频繁，身体有点不适应的一般晕倒罢了，压根没当一回事儿，想着注重保养、锻炼身体、增强体质就行了。时间慢慢让生活又归于平静，几乎在快要冲淡这段记忆时，命运又开起了玩笑。

2019 年 4 月的一天，在办公室惬意躺着午休的我再次醒来时却是在白墙蓝窗帘的病房，耳旁回荡着监护仪器滴滴的响声。只见医生径直走向我的老公，嘴一张一合地说着什么，随着老公紧缩的眉头和紧绷的嘴角，我的内心涌起了无限的恐惧，连同身体的阵阵酸痛，彻底将我压垮，眼泪止不住地流出。出院时看着诊断书上"癫痫"两个赫然的大字，我默不作声，将出院证明折叠好放在包的最里面。回家后的很长一段时间我和丈夫彼此都讳莫如深，闭口不谈这件事情。他是不知该如何劝说和安慰我，而我是不愿接受患有癫病这件事，也不愿吃药治疗，因为我在备孕，担心药物会有影响。就当我还在与现实抗争的时候，现实又给了我一次重击，癫痫第三次发作。这次发作后，老公带着我来到了癫痫专科门诊，咨询了癫痫会不会遗传以及服用抗癫痫发作药物对备孕的影响。医生耐心细致的讲解化解了我内心的抵触，加上有老公的支持和鼓励，我开始遵从医嘱服药。不过，备孕始终没有成功。

念念不忘，必有回响。一次常规的癫痫门诊随访让我了解到了女性癫痫队列研究的项目，参加项目后医生问了我很多病情的细节问题以及填了许多的问卷，医生帮助我申请了一次多学科的线上会诊，会诊有妇科、生殖内分泌科、癫痫专科的医生，为我制订了治疗多囊卵巢综合征的综合方案，同时调整了抗癫痫发作药物，并向我讲解了试管婴儿技术。经过一年多的努力，我和老公终于迎来了两个新生命——我怀的是双胞胎。

病发和治疗，这一路走来有难过、有抱怨、有纠结，也有喜悦、有释怀、有安心，我也从心智未成熟的大女孩儿蜕变成了内心坚强的母亲。怀孕时我还参加了研究生考试，并且顺利上岸。感恩命运的安排，感恩这一切。

WAYA 于云南 2022 年 4 月

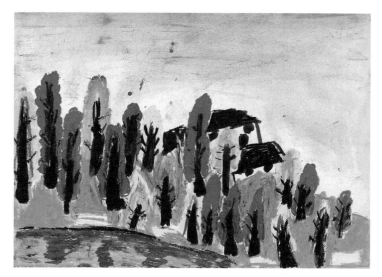

女性癫痫患者孩子作画，悠悠—7 岁画

片　段

　　2018 年国庆前，持续半个多月的高强度加班后的我一刻也没停歇，直接拎着行李又到意大利随公司考察学习。结果，偶尔的头晕不舒服演变成了失去意识并晕倒。在这个世界设计之都的当地医院却没能给出明确的诊断和治疗方案。陪伴的同事后来告诉我，在米兰医院的时候我整日胡言乱语、神志不受控制、认知混乱。而我自己对当时的情形毫无记忆。我被紧急送回国内治疗。从头颅磁共振扫描、脑电图监测再到腰椎穿刺、脑脊液检查，最终才明确是病毒性脑炎，历经一个多月的抗争，我打赢了这场与病毒的斗争。

劫后余生的我感觉非常好，性格比以前更加开朗，连抵抗力都增强了。还有了一些悄悄发生的变化。"我不是才跟你说过吗"——这句略带埋怨和牢骚的疑问是我返岗后同事们对我说得最多的，逐渐我也发现，在排卵期、月经期、高强度工作时或者喝完咖啡等兴奋性饮品后，这种短时记忆力下降更为明显。

带着不安，我到神经内科就诊，医生听我讲述了病史，端着我的头颅磁共振影像片子看了许久，认真地告诉我，海马体有部分硬化，也解释了为什么会健忘，然后结合我的脑电图结果，最后我听到了医生确定地说"您这是继发性癫痫，需要服用抗癫痫发作药物"。当时的我是千万个不相信。"癫痫"在我的认知里应该是倒地抽搐、口角歪斜、双眼上翻，甚至还有些智力发育障碍，怎么可能会是自己呢！尽管内心抵触，但还是忍不住查阅癫痫相关资料。通过浏览中国抗癫痫协会官网以及相关科普文章的学习，我开始和这个敌人正面过招。除了按时服用药物，我还把每次发作时的情况记录下来，包括发作前的心情状态以及发作后的感觉，通过这种方式，掌握了它出现的规律，做好调整和准备，不再惧怕它。

癫痫的出现在我的人生中形成了一段特别的经历，在这段经历中我并不是孤独的，有爱人的陪伴、有亲人的鼓励、有朋友的支持、还有医生的照顾。如今，我肚子里已经有一个 4 个月大的宝宝，在工作中也有了更进一步的发展。我相信这段经历仅仅是精彩人生的一个小片段，后续一定会更精彩。

WAHU　于成都　2022 年 3 月

让我们静看人生，心向暖阳

人生，有得必有失，有失必有得，就看我们自己如何对待！

我从小到大生活得都比较幸福，也许是上天看我过得太幸福了，所以才让我因为一次意外的脑部损伤突然患上了癫痫。

听说癫痫患者经常会在任何时间、地点、环境下不能自我控制地突然发作，容易出现摔伤、烫伤、溺水、交通事故等。此外，癫痫患者还会产生认知障碍、记忆障碍、智力下降、性格改变等，甚至逐渐丧失工作能力，严重的还会丧失生活能力。而且癫痫疾病本身和药物不良反应又会影响女性生殖功能和内分泌平衡，影响排卵，让我这个育龄妇女更加恐慌，也给我们一家原本健康幸福的生活蒙上了一层阴影！

刚开始，癫痫这两个字成了我的噩梦，既伤害我的身体又折磨我的心灵，精神压抑，身心健康受到极大影响。我曾经因为患有癫痫，自卑了很长一段时间，身心都饱受煎熬。

后来去华西医院就诊，医生给我科普了许多有关癫痫的知识，让我对癫痫病有了新的认识。家人也给了我极大的关怀和鼓励！他们细致入微地关心我每天的生活，鼓励我对待慢性疾病要既来之则安之。家人浓浓的关爱和医生耐心的科普使我重新勇敢地面对癫痫和生活！2018 年，在华西二院我顺利迎来了可爱的小宝贝，我亲切地叫他幺儿！幺儿很可爱，喜欢黏在妈妈身边，非常听话。偶然一次，听到妈妈说自己是癫痫患者，他却给妈妈一个吻，并说"妈妈能生下我这个聪明的宝宝，一定没有什么大问题。"既表扬了自己，又宽慰了妈妈的心灵。幺儿给我带来了天伦之乐，和幺儿一同成长，使我更加珍惜和热爱生活！此外，因为生了小孩特别忙，很多时候我都忘记了自己是个癫痫患者。我甚至觉得有的癫痫患者发病频繁，很可能就是太清闲了，总想着患癫痫是一件痛苦的事情，产生的焦虑对控制病情没有好处。

也许患有癫痫是一种不幸，在一定程度上改变了我的生活，就像人生这张完美的白纸上存在了裂缝。但生命有时也需要有裂缝，阳光才照得进来。

癫痫病不是无药可医，更不是不治之症，只要对症治疗、防护得当，完全可以像常人一样学习、工作、恋爱、结婚、生子，活出自己，活出精彩。癫痫患者千万不要放弃，相信自己、相信医生、相信科学。一家人同心协力，把发作尽量控制在可控的范围之内，战胜癫痫给家庭带来的消极负面影响，最终都会迎来与患病前同样的幸福美好生活。

癫痫不可怕，心态更重要。既然没有办法甩掉癫痫，那就坦然地面对癫痫并和它和睦相处，建立自信，静看人生，心向暖阳，那么我们的生活岂不是每天都充满着阳光和快乐!

希望我写的这篇文章可以让更多的与我同病相怜的癫痫病友重塑信心，慰藉他们被癫痫折磨过的心灵。自己先接受患有癫痫的自己，让世界接受不完美的我们!

HLRU　于成都　2022 年 9 月

后 记

本书中所有的"患者问/患者家属问"都来自临床工作中收集到的患者真实的提问，希望您或家人看完后能从中有所收获，尤其对备孕、怀孕、生产及育儿更有信心。最后一部分心路历程中的故事是由患者自己执笔。非常感谢她们能将自己真实的经历和感想做分享，将这份对生活的热爱、对梦想的追逐、对逆境抵抗的勇气传递给更多的姐妹。当我读完她们的"心路"后也有感而发，随即便填写了《勇敢做母亲》这首歌词。

当旋律响起时，请记得，我们永远与您同在，要勇敢面对、勇敢做母亲！

勇敢做母亲
——献给女性癫痫病患者

1=D 4/4

♩=60 温馨地

陈　蕾 词
向琛子 曲

p

5 | 3 2 1 - | 2 2 2 2 2 3 7 6 5· | 6 1 1 6 5 3 2 1 | 3 - - - |

我 知道你 很想 做一个母 亲， 可是你却没有信 心。

我 知道你 很愿意做一个母 亲， 可是你却徘徊不 定。

mp

3 5 5 3 5 6 5· | 1 3 3 2 1 6 | 2 2 1 2 0 3 6 | 2 - - - :‖

因为你的疾 病， 总担心危及 自己的生 命。

因为你的疾 病， 总担心影 响

[2.] *mf*

3 3 3 2 6 1 V | 2 3 | 5 - - 0 3 | 1 7 6 6 5 6 - | 6 5 1 1 5 3 - |

自己的后 代，后 代。 你企盼的 眼神 渴望着 生命，

6 5 6 5 1 2 - | 3 3 2 3· 1 2 3 5· | 1 7 6 5 6 - | 0 5 6 5 1 3 - |

无助的眼 神 就是我 的责 任。我的好姐妹， 我的好姐妹，

2 3 6 5 3 6 | 2 2 2 2 2 1 4· 5 6 | 5 - - - | i i i i 7 5 6 |

未 来 不是梦，科学的 春天已来 临， 我们和你 相依偎

6 5 1 5 3 - | 3 3 2 3 5 1 2 | 3 3 3 2 6 5 1· 2 | 1 - - - :‖

和你 相依偎， 你就勇敢做母 亲，做一个幸福的母 亲。

[1.2.]

D.C.

结束句.

4· 3 4 - | 5 5 - 6 i - i - | i - - - | 1 0 0 0 ‖

做 一个 幸福 的 母 亲。

pp

注："的"唱"de"

D.C.反复第二段歌词

Brave To Be A Mother

—For women with epilepsy

1=D 4/4

♩=60 warmly

Lyrics by Lei Chen
Composed by Chenzi Xiang

p
5 3 2 1 - | 2 2 2 2 2 3 7 6 5 · | 6 1 1 6 5 3 2 1 | 3 - - - |

I know how you   yearn to become a mother, but you're lacking confidence here.
I know how you so long to become a mother, but you're hesitating now dear

mp
3 5 5 3 5 6 5 · | 1 3 3 2 1 6 | [1.] 2 2 1 2 0 3 6 | 2 - - - :‖

Due to fateful sickness, you worry constantly, fearing for your own life.
Due to your affliction,   heart full of worry

[2.]
3 3 3 2 6 1 ᵛ 2 3 | 5 - - 0 3 | *mf* 1 7 6 6 5 6 - | 6 5 1 1 5 3 - |

for the fate of your own child   Your ever-longing eyes   longing for new life

6 5 6 5 1 2 - | 3 3 2 · 1 2 3 5 · | 1 7 6 5 6 - | 0 5 6 5 1 3 - |

Gazing on helplessly, I take responsibility   Oh my dear sisters, oh my sweet sisters

2 3 6 5 3 6 | 2 2 2 2 2 1 4 · 5 6 | 5 - - - | 1 1 1 1 7 5 6 |

The future is no dream, a bright new dawn of science breaks   We'll be right by your side,

6 5 1 5 3 - | 3 3 2 3 5 1 2 | 3 3 3 2 6 5 1 · [1. 2.] 2 | 1 - - - :‖

always by your side   Be the mother you have dreamed: valiant,   brave and ha———ppy   D.C.

Ending

4. 3 4 - | 5 5 - 6 | 1 - 1 - | 1 - - - | *pp* 1 0 0 0 ‖

Va———liant, brave   and ha———ppy

D.C. repeat the second verse

参考文献

[1] 中国抗癫痫协会. 临床诊疗指南: 癫痫病分册 [M]. 北京: 人民卫生出版社, 2015.

[2] 李凌江, 马辛. 中国抑郁障碍防治指南 [M]. 2 版. 北京: 中华医学电子音像出版社, 2015.

[3] KANNER, ANDRES M. The treatment of depressive disorders in epilepsy: What all neurologists should know [J]. Epilepsia, 2013, 54 Suppl 1(s1): 3-12.

[4] 中华医学会神经病学分会脑电图与癫痫学组. 中国围妊娠期女性癫痫患者管理指南 [J]. 中华神经科杂志, 2021, 54 (6): 539-544.

[5] 金曦, 王惠珊. 高危儿童保健指导手册 [M]. 北京: 北京大学医学出版社, 2020.

[6] TOMSON T, BATTINO D, BONIZZONI E, et al. Comparative risk of major congenital malformations with eight different antiepileptic drugs: a prospective cohort study of the EURAP registry [J]. Lancet Neurol, 2018, 17(6): 530-538.

[7] 庄小鹏, 严金柱, 季晓林. 抗癫痫药对癫痫患者睡眠结构和睡眠障碍影响的研究进展 [J]. 福建医科大学学报, 2016, 50 (1): 65-68.

[8] 中国医药教育协会临床合理用药专业委员会，中国医疗保健国际交流促进会高血压分会，中国妇幼保健协会围产营养与代谢专业委员会，等. 中国临床合理补充叶酸多学科专家共识 [J]. 中国医学前沿杂志（电子版），2020，12（11）：19-37.

[9] 中国营养学会膳食指南修订专家委员会妇幼人群膳食指南修订专家工作组. 备孕妇女膳食指南 [J]. 中华围产医学杂志，2016，19（08）：561-564.

[10] 中华医学会妇产科学分会内分泌学组及指南专家组. 多囊卵巢综合征中国诊疗指南 [J]. 中华妇产科杂志，2018，53（1）：5.

[11] TEEDE H J, MISSO M L, COSTELLO M F, et al. Recommendations from the international evidence - based guideline for the assessment and management of polycystic ovary syndrome [J]. Clinical Endocrinology, 2018 Sep 1; 33(9): 1602-1618.

[12] 洪震，姚一，姜玉武. Wyllie 癫痫治疗学原理与实践 [M]. 6 版. 北京：人民卫生出版社，2021.

[13] 中华医学会神经病学分会脑电图与癫痫学组. 抗癫痫药物应用专家共识 [J]. 中华神经科杂志，2011，44（1）：56-65.

[14] 中华医学会围产医学分会. 电子胎心监护应用专家共识 [J]. 中华围产医学杂志，2015，18（7）：486-490.

[15] 中华医学会妇产科学分会产科学组，中华医学会围产医学分会，中国妇幼保健协会妊娠合并糖尿病专业委员会. 妊娠期高血糖诊

治指南（2022）[第二部分][J]. 中华妇产科杂志，2022，57（02）：81-90.

[16] 中华医学会围产医学分会. 妊娠期铁缺乏和缺铁性贫血诊治指南[J]. 中华围产医学杂志，2014，17（07）：451-454.

[17] 中华医学会神经病学分会脑电图与癫痫学组，肖波，周东，等. 中国围妊娠期女性癫痫患者管理指南[J]. 中华神经科杂志，2021，54（6）：539-544.

[18] 贾大成. 癫痫大发作的现场急救[J]. 健康世界，2017，24（9）：24-25.

[19] 马艳春，周波，宋立群，等.《针灸甲乙经》学术思想及针灸治疗癫痫的探究[J]. 针灸临床杂志，2011，27（12）：3-4.

[20] 王坤，唐纯志，田小婷，等. 基于数据挖掘技术分析针灸治疗癫痫病的选穴规律[J]. 辽宁中医杂志，2018，45（10）：32-35.

[21] 李舜伟，李焰生，刘若卓，等. 中国偏头痛诊断治疗指南[J]. 中国疼痛医学杂志，2011，17（2）：65-86.